诊余闲聊

陈文强　陈为之　著

中国中医药出版社

·北京·

图书在版编目（CIP）数据

诊余闲聊 / 陈文强，陈为之著 . —北京：中国中医药出版社，2017.9

ISBN 978 – 7 – 5132 – 4337 – 7

Ⅰ . ①诊…　Ⅱ . ①陈…　②陈…　Ⅲ . ①养生（中医）—普及读物　Ⅳ . ① R212–49

中国版本图书馆 CIP 数据核字（2017）第 169921 号

中国中医药出版社出版

北京市朝阳区北三环东路 28 号易亨大厦 16 层

邮政编码　100013

传真　010 64405750

河北省武强县画业有限责任公司印刷

各地新华书店经销

开本 880×1230　1/32　印张 5　字数 96 千字

2017 年 9 月第 1 版　　2017 年 9 月第 1 次印刷

书号　ISBN 978 – 7 – 5132 – 4337 – 7

定价　39.00 元

网址　www.cptcm.com

社 长 热 线　010–64405720
购 书 热 线　010–89535836
维 权 打 假　010–64405753

微信服务号　zgzyycbs
微商城网址　https://kdt.im/LIdUGr
官 方 微 博　http://e.weibo.com/cptcm
天猫旗舰店网址　https://zgzyycbs.tmall.com

如有印装质量问题请与本社出版部联系（010 – 64405510）

内容提要

　　陈文强博士作为宣武医院的主任医师、教授，在近20年的临床、教学和科研工作中，对多种疑难杂病的诊治颇有心得。诊病之余，作者对涉及健康养生的问题进行了深入的思考，并定期在其微信公众号上发表文章，受到了读者的广泛好评。作者精选发表的部分文章，进行适当删改，并和两位小朋友配图后，结集出版，以飨读者。本书用轻松科普的风格，言简意赅地阐述了一些临床、生活中的常见问题，使读者在日常生活中轻松解决健康问题，进行健康养生。

自序

　　医生以治病为业。然而日积月累，患者却越看越多，很多慢性病要终生治疗，旧病未愈，新病又来。

　　这样看来，早期预防疾病的发生，或者在疾病的早期积极干预，大概是目前最明智的选择了。因此，我常常建议朋友或患者去看看书，做点养生防病的事情。

　　一来二去，找我推荐养生书的人越来越多，我就抽空跑了一些书店，也在网上浏览了各大网站。初看起来，养生书籍汗牛充栋，不知道该挑哪本好。仔细翻阅后，发现书虽多，但是专业的太专业，不专业的又太不专业，适合向大众推荐的却少。而且很多书的作者不论是什么动机，往往有意无意地把自己放在老师的位置，从头痛脑热一路说到脚气脚癣，读起来总是不十分痛快。至于暗示不如何如何就会如何如何地恐吓读者的，也大有书在。总而言之，想要找到一本简单实用的养生书籍是非常困难的。

和一些患者交流后，发现大家颇有同感，这时有好事者怂恿我写点东西。丙申年春节前后，我正好清闲了几天，就开始在微信公众号上写一些临床上的感受。但是指导人们在日常生活中预防疾病这件事实践起来是很烦琐的，况且我每天还有一些医疗、教学和科研的工作，所以差不多每周发表一篇。通常我跟女儿一边聊天一边写，进展并不快，而且有时候会被她带到沟里。当然，这样的好处是经常有些额外的话题，而且有时间整理一下思路。在微信上写东西毕竟不是写学术论文，心态比较放松，也可以顺手加减一些医疗之外的"调料"，有时候和读者一来一往地交流几句，谁也不比谁能耐大，算是下班后的闲聊了。能把这些文章结集出版，确实是意外之喜，因此很是惶恐。

其实，现在大众化的养生信息非常普及，即便是专业论文的检索也不是一个很复杂的操作。但是，面对一些具体问题的时候，把收集到的琐碎无章的信息重新整理起来，是比较有难度的。不过这对于我来说，正好是学以致用。从住院医师开始，我很大一部分时间就是和病情比较复杂的各种慢性病患者打交道，每天的工作就是汇集各种纷繁复杂的病情，然后用简单的言语把这些信息串联起来，从中发现并解决问题。因此，本书涉及具体问题的时候，我尽量从不同角度阐述。不过，作为闲聊的合集，毕竟不是学术专著，倘若有不通之处，也十分欢迎"拍砖"。

由于担心请画家画插图会破产，我只好又折腾了一回自己，画了一些插图。期间又煽动陈为之和李奕凝小朋友也画了一些。有的时候翻翻插图，笑上一回，既可以消磨一些时间，又能够锻炼一下面部的肌肉。

平日写文章时得到了家人的帮助和支持，尤其是小姑娘毛茸茸的脑袋挤来挤去，给我带来很多开心的灵感。在本书即将付梓之际，我不吝以任何赞美的语言表达这份感激之情。

　　另外，这次得到了伊丽萦编辑和简和堂蒋淳堂主的支持，以及李弈凝小朋友认真地画了部分插图，十分感激，在此对其他帮助过我的人和之前读我文章给我指点的读者一并致谢！

陈文强

2017 年 1 月

目　录

中卷　开口有益 / 67

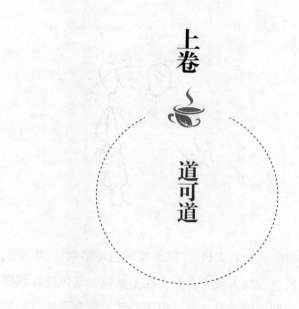

上卷

道可道

第一节　从气色看健康

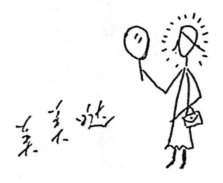

　　出诊的时候经常有人说，"陈医生气色不错啊"。事实上每天为生计所迫，白天疲于奔命，晚上熬夜，气色能好到哪里去呢？虽然明知道这是寒暄，但还是觉得颇为受用，一般就都笑纳了。

　　说到气色，总觉得是个虚无缥缈的东西。其实，看气色是中医望诊的一个重要方面。实际上中医从患者进门的瞬间就开始望诊了，而不是在患者坐下之后。头面为人身之门面，人体之精、气、神无不流露于头面部。若人体五脏六腑或经络有病，均可在面部相应部位有所体现。故就诊时望面色诊病首当其冲，"望而知之，谓之神"就是这个道理。经

2

典的扁鹊见蔡桓公的案例即是如此。

由于种族、体质、地域等因素的差异，每个人的面色不尽相同。健康人的面色就像外面有轻薄的丝织物包裹掩护一样，呈现一种朦胧的光泽，隐然内含，是脏腑气血调和的生理表现。如果一个健康人和一个病人同时站在眼前的话，我相信很多人会识别出哪个是病人的，这实际上就是辨识气色的作用。这个过程有点像看大写意的中国画，猛一看若有所悟，再仔细体会的时候又觉得这种感受若有若无，难以言表。倘若看油画，比如《最后的晚餐》，谁好、谁坏、谁紧张、谁恐惧都能从画面中解读出来；但是在徐渭的《花卉图》中，具体的形象已经淡化，倒是黑白浓淡传递出来的味道需要反复揣摩，"此中有深意，欲辩已忘言"大概就是这个道理。

通常来说，中国人健康的气色，应该是红黄隐隐、明润含蓄。明就是"明亮"，润代表"润泽"，含蓄就是有血色。《黄帝内经》中对于气色有非常精辟的论述，认为人的面色可能有青赤黄白黑的偏向，但是只要有光泽就是健康的气色，否则就要看医生了。

由于职业习惯，每次聊天的时候，我都会暗中打量一下对方的气色。我的朋友大都比较奋发有为，所以身边的人多少都出现了"气色不佳"的状况。五色根源于五脏，每种病色又有不同的含义：青色内应于肝，是气血运行不畅，经脉瘀滞所致。赤色内应于心，是阳气上亢或阴虚火旺所致。黄色内应于脾，是脾失健运，气血不充，水湿停滞或水湿蕴结于脾胃所致。白色内应于肺，是气血不荣，阳气虚衰，外寒侵袭所致。黑色内应于肾，是阳虚水泛，阴寒内盛，肾精亏耗或瘀血日久所致。

气色，除了反映身体的生理状况外，还可以反映一个人的精神状态。面色恰到好处的红润会让人觉得精力充沛、快乐开朗。如果面色过红，会让人觉得面对的是一个时刻准备爆发的火山，给人冲动、不够理智的印象。如果面色苍白或蜡黄，会让人觉得没有冲劲和斗志，在工作上，一般也不愿意和这样的人合作。如果面色铁青，会让人觉得过于严肃或阴沉，难于沟通。可见，气色不光是身体健康的反应，也直接影响人的工作和社会交往。

总之，气色的好坏能在一定程度上反映人体的健康状况。但是如何识别出来，确实非常依赖经验。比较好的速成办法大概是多去医院看看患者的面色。

第二节　睡眠的诀窍

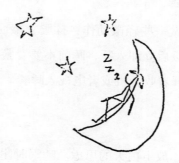

　　我们一生中将近一半的时间是在睡眠中度过的。中医认为，睡眠中思虑神归于元神，《周易·参同契》云："寝寐神相抱，消息候存亡。"因此睡眠之于养生，有着极为重要的意义。

　　我在临床上遇到过很多失眠或由失眠导致相关疾病的患者。其实，如果我们在日常生活中能够顺应节律，完全有可能获得健康甜美的睡眠，迎来精力充沛的明天。

1. 睡眠环境

　　卧室不宜过热或者过冷。不宜在风口处睡眠，或者露天而睡，以免睡眠后因阳气入里而感受风寒邪气。卧室中尽量只放床，养成进卧室就是睡觉的习惯，而不是在床上再把单位的电子邮件挨个处理一遍再睡。卧室中尽量不要放电子设备，因为电子设备多少会露出一些光亮，这些光给人"起来工作"的暗示。

2. 睡前准备

睡前可以做一些轻微动作：揉眼、擦面、摩腹、泡脚、梳发等。不可饭后立即入睡，睡前不要看紧张刺激的电视或游戏，也不要开着收音机或者电视入睡。

3. 睡眠中

清心入睡，放下白天的思虑。睡眠时注意腹部和足部保暖，适当遮护肩颈，不宜蒙头。半夜醒后，不要看电视或书报，应该躺在床上闭目休息，以便逐渐入睡。

4. 睡觉的方向

春夏属阳，宜头朝东卧；秋冬属阴，宜头朝西卧，以合"春夏养阳，秋冬养阴"的原则。注意，北方属水，为阴中之阴位，主冬主寒，头朝北，阴寒之气容易直伤人体元阳，损害元神之府，因此尽量避免首北而卧。

5. 睡觉的姿势

《论语》中说"寝不尸""睡不厌屈，觉不厌伸"，意指睡眠以侧曲为好。释氏戒律说："卧为右侧。"古今医家都选择右侧卧位为最佳睡姿。这是因为右侧卧位的优点在于心脏在胸腔中受压最小，利于减轻心脏负荷。而且右侧卧位时肝处于最低位，肝为血海，藏血最多。另外，右侧卧位时胃及十二指肠的出口均在下方，利于胃肠内容物的排空。

6. 睡眠时间

睡眠时间应该安排在21点至23点之间，即古人所谓"人定"之时，也就是亥时。人定，又称定昏、黄夜，意思是夜已深了，人们应停止活动安歇睡觉了。

7. 四季睡眠的规律

《黄帝内经》指出，睡觉的时间要因时而动：春夏两季应"夜卧早起"，秋季则要"早卧早起"，冬季宜"早卧晚起"。

8. 午睡

午时为心肾相交之时，水上行，火下行，水火既济。所以，午睡后下午工作非常有精神。

9. 两个绝招

（1）上班族如何午休

上班族受条件所限，不能躺下就寝时，可以闭目养神。

"坐不能寐者，但使缄其口，闭其目，收摄其心神，休息片时，足当昼眠""坐而假寐，醒时弥觉神清气爽"。

2. 睡前练功治肾虚

肾为先天之本，如果肾阳虚衰，温煦人体的功能下降，会经常感到手脚冰凉、腰背发冷，可以在睡前适当练习"温阳卧"的功夫，达到养肾气、生阳气的作用，起到防病强身、延年益寿的效果。练习的具体方法：每天晚上入睡前，身体自然平躺仰卧，两腿弯曲，脚心相对，两手心放于小腹处，掌心向着腹部，舌抵上颚，心中默念"虚"字；以鼻吸气时，意想清气随任脉下聚于丹田处，再滚动到后腰；以嘴呼气时，意想体内的浊气沿督脉上行，排出体外。每晚睡前练习半小时，坚持半年以上，一般会有较好的效果。

第三节　睡不着觉的时候起来看看床垫

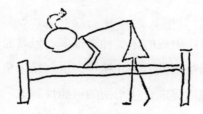

　　跑马拉松的原因很多，我的一个朋友是因为失眠，虽然他十分精通各种治疗失眠的法门。现在全国各地的马拉松总有他的身影，不过他依然失眠。前几天去他家，我发现了一些蛛丝马迹：和他那些天价的跑步装备比较起来，每天要花三分之一时间睡觉的工具——床实在是太对不起他自己了。

　　如果考虑到良好的睡眠能够提高记忆、延长寿命，甚至帮助减肥的话，认真规划一下这个家具还是个很划算的投资。床通常由床架和床垫组成。床架的高矮宽窄与睡眠质量密切相关，我们经过近十年的综合研究，建立了非常好的人－床数据模型，这个以后再说。在这里，一起分享和我们身体接触更紧密的床垫。

9

通常来说，睡觉时，头部由枕头提供良好的支撑，脚对床垫的舒适性并不太敏感，大腿感到不舒服时会自行调整姿势。而我们的肩背、腰和臀部的彻底放松就靠床垫了。这3个部位是人体脊柱的位置所在，所以腰酸背痛甚至失眠的重要原因很可能与床垫不适有关。

说到这里，无可避免地要涉及经典的争议话题：硬床垫和软床垫。

由不同材质做成的床垫种类很多，但是通过对睡眠进行研究发现，床垫提供的缓冲越少，也就是床垫越硬，在睡眠期间可能支持或促进脊柱平衡的可能性越大。当人体躺在一个又薄又硬的床垫上时，骨骼将会直接承受大部分应力，从而使肌肉和血管得到放松，进而改善身体中的血液循环，帮助我们睡得更好。硬床垫的另一个好处是防止腰部塌缩，这对于确保肺部吸入更多的氧气从而维持良好的睡眠质量十分重要。

一说到腰背痛，我们一般都会让人去睡硬床。不过这话传一传就走样了，变成"去睡硬板床吧"。这里顺便科普一下，硬板床和硬床是不一样的。当我们睡在硬板床上时，腰部缺乏足够的支撑，腰部的肌肉和腰椎小关节疲劳，可导致腰痛。对于老年人来说，腰椎退变老化以后，韧带、关节变得僵硬，腰痛的感觉会更加明显。另外，睡硬板床时局部压力增大，翻身次数等增多，也会导致睡眠质量下降。

床垫太软，人床接触面积增大，翻身和姿势调节所需的滚动摩擦力也增大。因此，翻身时人体能量消耗较大，姿势调节比较困难，不仅不利于血液循环、神经传导和肌肉放松，也不利于接触面湿气的散发。同时，躺在软床上会让臀部深深陷入床垫之中和腰背部塌陷，出现腰背疼痛和胸闷憋气的感觉，而不得不整晚数羊。

所以，睡在硬床上，而不是硬板上，对于很多人来说确实比较有益。不过，有的研究也指出，软床垫配合使用合理的枕头对一些背部有问题的人有益。所以，具体问题还要具体分析。当然，如果在软床垫上睡习惯的话，再换到硬床垫可能不容易。这种情况一般会持续几个晚上，不适的感觉通常慢慢会自行消散。不过，选床垫并不是看看床垫上的说明书，按照硬度指数挑一个就完事了。去商店之前，需要先照照镜子看看自己的体型。

体型最简单的可以分为瘦型、中型和胖型。对于瘦人来说，侧卧时，床垫越软，肩部、腰部和臀部受的压力越大，但是仰卧时则相反。所以瘦人适合在软床上仰卧，在硬床上侧卧。对于胖人来说，情况则不是很妙。侧卧时，床越软，肩部和臀部受的压力越小，但是敏感的腰部受的压力却越大。胖人翻身仰卧时，床越软，肩部和腰部受到的压力越大，臀部则相反。所以，胖人比较舒服的睡眠姿势是在硬床上仰卧，不过这时臀部难受点，呼吸也会比较难受。胖人在面对这个选择时只能两害相权取其轻了。至于中型人，各方面的压力变化基本介于瘦人和胖人之间，所以睡眠的姿势选

11

择比较多。

那么，准备好合适的床垫就能睡好了吗？抱歉，还不行。请注意，我们睡觉时往往旁边还有爱人、孩子、宠物或者毛绒玩具等。这些人或者物的存在，不可避免地影响整个床垫的受力状态，轻松瓦解健康睡姿可能带来的好处。因此，单纯从睡眠的角度讲，一人一床是比较合理的选择。如果考虑情感交流等其他因素的话，那是另外一个问题了。

总而言之，床垫还是应该好好挑一个，免得周公给咱们发消息没收到，耽误白天买彩票啥的。

第四节　自制药枕预防感冒、安神助眠

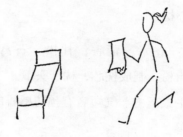

中草药一般都有自己独特的气味，这种气味是中药功效的物质基础之一。预防感冒，除了内服药物外，还可以通过自制药枕。外用芳香类中药，取其香气作用于脑窍，可以调节心情、振奋正气，达到"正气存内，邪不可干"的功效，这是行之有效地预防感冒的方法。而且这类中药往往气味天然芬芳，沁人心脾，具有清脑复神、养心安眠的功效，在防治感冒的同时，也对失眠等疾病具有一定的治疗作用。

如果方便的话，我们可以根据自身情况，给家人和自己制作几个药枕，既能防病避邪，又能安神助眠，何乐而不为呢？

1. 化浊健脑枕

制作方法：艾叶、白芷、石菖蒲、菊花、夏枯草，各100g，打碎成粗粉，制成枕芯，枕于头下。

功效：预防外感。对日常工作紧张，出现心烦易怒、时有口干、失眠健忘者有改善。

2. 扶正养心枕

制作方法：苍术、藿香、甘松、石菖蒲、当归，各100g，打碎成粗粉，制成枕芯，枕于头下。

功效：对平素乏力、气短者有预防感冒的作用，并对心悸、多梦有改善。

3. 注意事项

（1）药枕白天不用时，应经常将其置于通风干燥处，使枕上的汗气发散。

（2）使用药枕时尽量不要敷盖枕巾。

（3）孕妇、儿童及药物过敏的人群，应在医生指导下使用。

第五节 熬夜族也有养生

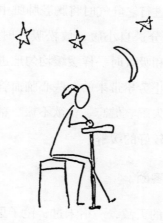

　　身为上班族，能够每天晚上 9 点就上床熄灯的毕竟是少数，熬夜加班是不可避免的事情。对于我来说，熬夜往往也没什么非做不可的事情，只是感觉过完这一天，离自己的梦想又远了点儿，所以熬夜成了减轻犯罪感的唯一手段。

　　熬夜时大脑空白，视线飘忽，再加上腰酸背痛脚抽筋……该怎么办呢？我们还是要对自己这唯一的身子骨好一些，就要靠中医简单有效的养生方法来拯救自己啦。

1. 吐纳减轻疲劳

长时间的工作会使大脑极为疲倦，此时通过吐纳可以帮助大脑迅速恢复清醒。方法：吸气时由鼻子自外界吸入空气至胸腔肺脏中，同时收小腹将腹部浊气挤入胸腔肺脏中，吸气时缓缓均匀地进行。吐气时将胸腔肺脏中的气体一部分自口鼻呼出，一部分送自小腹，放松吸气时收缩的小腹，同样，呼气时也要和吸气时一样缓缓均匀地进行。吐纳能够增神提智清脑，防止劳累带来的一些心脑血管病，还能延缓衰老。这种方法对失眠、健忘、食欲不振、精神不能集中、抑郁、头痛等均有较好的缓解。

2. 美食改善容颜

熬夜是美女的天敌，一宿未过，镜子里的人已是肤色晦暗、面如土灰。如果对于成为美女已然绝望的话，可以直接阅读下一段了。建议美女们熬夜前的晚餐准备点美颜润肤养生粥（紫米 100g，黄芪 12g，当归 12g，玉竹 9g，茯苓 9g，丹参 6g，食材加水烧沸后，改为小火慢慢煮至米粒烂透即可）。这个粥能益气健脾、养血活血、润肤美颜。另外，皮肤在得不到充足睡眠的情况下，会出现营养的流失，因此，晚餐时多补充一些含胶原蛋白的食物，如猪蹄，有利于皮肤恢复弹性和光泽。晚上还可以吃一个富含维生素 C 的苹果当宵夜，好吃不贵，有条件也可以多饮些鲜榨果汁，充分补充养分。同时，晚餐应少吃辛辣食品，防止皮肤中的水分过度蒸发。酒精类饮料能抑制皮肤对养分的吸收，所以尽量少喝，如果喝完酒之后倒头就睡，晚上那些猪蹄啊、养生粥啊之类的熬夜餐可就全贴到肚子上，变成救生圈了。

3. 药茶滋阴明目

熬夜往往是有急活要干，难免着急上火，但是上火后，尽量不要喝清热解毒的凉茶来败火，因为熬夜容易耗阴，这时候的"火"是一种"虚火"，因此，应该喝薄荷、枸杞等滋阴清热的茶。

现在的工作环境，熬夜一般是要紧盯各种型号屏幕的，最伤的是眼睛。出现眼胀、眼痛、头晕等症状时可以用枸杞子、菊花、石决明泡水，能够滋补肝肾、明目降火。而且喝水之前可以闭目，用所泡饮料的热气熏熏眼睛，对于缓解视疲劳非常有效。

当然，如果经常熬夜，体质难免会下降，疾病也会找上来。因此，对熬夜族来说，了解和掌握这些养生秘方虽然很有必要，但是最好还是按时睡觉。

第六节　睡不回去的黑眼圈

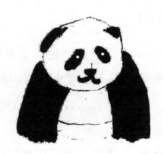

　　眼睛无疑是五官中最精华的所在，倘若长了一双会说话的大眼睛，那真是眼波流转，说不尽万种风情，大约如《诗经》中"巧笑倩兮，美目盼兮"一般。

　　眼睛周围的肌肤是全身最娇嫩的地方，岁月流逝的印记首先从眼部肌肤开始刻蚀。眼睑浮肿、松弛、细纹等全是美目的天敌，还有让人烦心的黑眼圈。黑眼圈不是一个正式的医学术语，但常被广大患者和医生用于描述眼周的灰暗状态。黑眼圈给人疲劳、悲伤或者宿醉样印象，因此受到了广大化妆品厂商的疯狂"追捧"，被刻意广泛宣传不利影响。在影视剧中我们也可以得到佐证，霸天虎、格格巫、龟田队长等大反派统统有一副黑眼圈装饰。

　　通常黑眼圈出现于眼睛下方，偶尔也会出现在内眼角，透过薄薄的肌肤，可以看到一片暗黑的颜色。黑眼圈的颜色不同，表明引发的原因不同，常见的原因有以下三种。

1. 色素性黑眼圈

真皮黑色素过度沉积是最常见的一种病因。原因与真皮黑色素细胞增多症、过敏性接触性皮炎形成的炎性反应后色素沉着、过度日光暴露、服用特殊药物、妊娠、哺乳、眼部手术和外伤等有关，部分患者会因为疲劳、睡眠不佳而加重。很多宣称对抗黑眼圈的化妆品的主要成分是多种维生素和植物萃取物，目的在于改善血液循环、减少黑色素，但目前没有很好的临床研究数据证明其有效性。不过这并不妨碍广大群众对这些产品的热情，尤其是宣称来自孔子、屈原、李时珍家乡的产品更是火得一塌糊涂。相比对抗黑眼圈的产品，眼部的遮瑕霜可以暂时性遮盖黑眼圈，防晒霜和防晒措施也可起到预防作用，这些产品从理论上讲更靠谱一些。

2. 血管性黑眼圈

这是引起黑眼圈的另一常见类型。由于眼睑皮肤菲薄透明，皮下脂肪极少或缺失，其下的血管透过皮肤形成灰暗的外观，可累及整个下睑区域，表现为忧郁的紫罗兰色外观，尤以下睑内侧最为显著。临床上，大病初愈、久病体虚者经常会出现血管性黑眼圈，因为其体内大量营养流失，下眼睑的皮下脂肪层明显收缩，产生的色素沉着显露在微薄的下眼皮上，于是就形成了黑眼圈。月经不调、功能失调性子宫出血、长期情绪紧张等也可以导致这种黑眼圈的出现。因此，这种黑眼圈往往预示身体的某种不适，应该引起足够的注意。

3. 结构性黑眼圈

结构性黑眼圈分为先天性和后天性两种。先天性原因主要是泪槽所形成的阴影。后天性原因主要是由下睑皮肤松弛、眶隔脂肪膨出、水肿等所形成的阴影。随着紫外线照射和自然衰老，菲薄松弛的皮肤会在下睑形成阴影样外观，导致下睑黑眼圈的形成。毫无疑问，各种化妆品很难改善这种黑眼圈。但是减少用眼疲劳、适当按摩或者局部冷敷能够延缓皮肤衰老，对这种黑眼圈有一定的疗效。

受到商业广告和影视剧等的影响，很多人觉得黑眼圈是睡眠不足导致的。但是调查显示，中国人群中血管性黑眼圈最为常见，而且一般来说，一个患者往往同时伴有多种类型的黑眼圈，称为混合型黑眼圈。因此，单纯多睡觉往往并不能取得预期的效果。

由于黑眼圈的个体差异尚未完全明确，许多治疗手段虽然能够在一定程度上减轻黑眼圈，但缺乏足够的证据证明其临床疗效的可靠性。

总之，依据黑眼圈的不同成因，及时医治疾病，调养身体，是纠正黑眼圈最根本的方法。

第七节 痘痘恒久远，粒粒常相伴

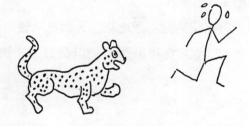

痤疮俗称"青春痘"，是由于毛囊及皮脂腺阻塞、发炎所引发的一种慢性炎症性皮肤病。通常好发于面部、颈部、胸背部、肩膀和上臂。这种疾病青春期多见，但也不完全受年龄阶段的限制，从儿童到成人，几乎所有年龄段的人都可以发病。

1. 痤疮的常见病因

（1）饮食因素

偏嗜麻辣、油腻、海鲜、油炸等类食品及烟草，均可刺激皮脂腺肥大、增生，分泌大量皮脂，诱发痤疮。（吃货的灾难啊！）

（2）药物因素

长期口服避孕药、药物性雄激素或类激素。

（3）神经精神因素

如情绪亢奋、精神紧张，易导致皮脂腺分泌旺盛，从而诱发痤疮。（悲催的上班族、上学族、熬夜族等各种族）

（4）化妆品因素

长期使用化妆品，刺激皮脂腺，加速毛囊角化和堵塞，可以诱发痤疮。（美女和虽然不美但是努力去美的女性注意啦！）

（5）个体因素

如月经不调、工作劳累、休息欠佳、青春期、大便干燥和不注意皮肤生理卫生。（悲催的上班族、上学族、熬夜族等各种族又中枪了）

（6）环境因素

包括空气、土壤、水、食物、噪音、射线等污染，经常使皮肤处于一种紧张的防御状态，皮肤新陈代谢减慢，造成皮肤抵抗力下降，易诱发痤疮。（这个大家都逃不掉，自求多福吧！）

2. 痤疮的治疗

（1）去正规医院治疗。（虽然您觉得是废话，但是我还得说）

（2）忌口：油腻辛辣的食物、烟酒、甜食、冷饮等，不要接触。（我感觉到了吃货的一双双白眼）

（3）洗脸：可以使用偏碱性的香皂、硫黄皂。一星期轻轻洗一到两次痤疮部位。（估计都能做到）

（4）管住手：禁止使用酒精擦洗面部，不要滥用化妆品，更不要随意挤压。（否则后果自负，别说我没吓过您啊）

（5）调畅情志，规律作息：这个大家都知道，但是估计都做不到。（我好像看见有在捡砖头的）

（6）食疗：介绍几个小方子。（给一些正能量吧！）

红豆薏米汤：绿豆、红豆、薏米各50克，熬汤饮用。

萝卜芹菜汁：白萝卜1个，芹菜150克，榨汁饮用。

山楂白菜饮：山楂50克煮水，沸腾后加白菜50克，冰糖少许，同煮5分钟，凉后饮用。

痤疮说到底还是一种皮肤病，一旦患病，建议您及时到正规医院就诊，千万别耽误！

第八节　头痛的自我防治

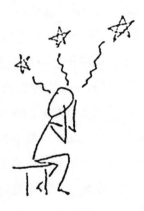

　　头痛起来那种锣鼓喧天、鞭炮齐鸣、红旗招展、人山人海的感觉，相信很多人都有切身感受，至于这个"很多"的范围就是整个人口的90%以上。头痛是世界上最常见的健康问题之一，据世界卫生组织评估，多达4%的成年人每月有15天以上会受到头痛的困扰。

　　我在临床上经常会诊治一些头痛的患者，对于他们来说，药物治疗当然是一种选择，但也有许多非药物的方法可以消除头痛。

1. 休息

头痛往往是身体需要休息的暗示。但是现在大家每天都在战斗，即使跌倒了也会迅速揩干身上的血迹，掩埋好同伴的尸体（如果有的话），又继续战斗了。所以，让谁休息谁跟你急，这和明着砸人家的饭碗差不多。当头痛发作时，在黑暗通风的房间里躺下来，放松 10 分钟，很多头痛是能够缓解的；如果能再睡一个小时的话，那么头痛基本就消失了。

2. 少食多餐

很多人的头痛和血糖的异常波动有关系，如果是因为隔一段时间没吃东西就头痛的话，那可能是低血糖的结果。在这种情况下，马上吃东西会特别有用。这种头痛患者每天可以正餐少吃点，然后正餐之外再吃点加餐，使血糖水平保持一致，而不是在早餐、午餐和晚餐饱食。

3. 冷敷额头

用湿毛巾冷敷一下额头或眼睛可以暂时缓解头痛，运气好的话，头痛也可能完全消失。有人也许担心冷敷使血管收缩会加剧疼痛，但是，在头痛的情况下，冷敷扮演的是一个"反刺激效应"。简单地说，冷敷时大脑因为注意到冷的刺激，而忘记疼痛。就像我在开始一项新的运动前，通常会先买足全套的装备，就算在赛场上被人猛削却依然充满快感一样。当然，冷敷治疗头痛的具体作用机制有很多解释，但是毫无疑问冷敷是头痛患者的一个可信而有效的治疗方式。

4. 穴位按摩

可以选择风池穴、肩井穴、合谷穴、中渚穴和手三里穴进行按摩，每个穴位揉按 3 分钟，对于缓解头痛有较好的疗效。

5. 注意预防

平时要保持良好的坐姿。如果伏案工作多的话，要注意经常起身走动；多转动脖子，避免长期保持一个姿势；同时，把你的眼睛从电脑或手机屏幕上移开，避免眼睛疲劳。

此外，找个好枕头也很重要。可以选择用荞麦皮或者决明子做枕芯的枕头，有条件的话可以请医生准备个药枕。经常头痛的人出门最好带上自己的枕头，因为很多时候脑袋还是比较挑的。

总而言之，头痛的原因很复杂，这些非药物疗法也不是包治头痛的神药，如果有必要的话，应该及时就医，寻求专业的帮助。

第九节　便秘不是病，发作真要命

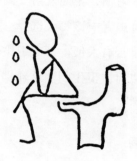

便秘是临床常见的症状，主要是指排便次数减少、粪便量减少、粪便干结、排便费力等。由于便秘是一种较为普遍的症状，轻重不一，故大部分人常常不去理会，认为便秘不是病，不用治疗，但实际上便秘的危害很大。

便秘使毒素在身体内不断地积聚，损伤脏腑功能，最终可能由小化大，造成很多疾病。比如，长期便秘可以导致面部色素不正常沉着，出现黄褐斑和痘痘，这可是美女们的天敌和噩梦。便秘导致肠道细菌发酵产生有毒物质，从而诱发肠道肿瘤。中老年人因便秘用力排便造成心梗、脑梗等恶性心脑血管疾病屡见不鲜。至于因为便秘时排便过于用力，久而久之形成痔疮和肛裂更是常见了。

在此分析一下便秘的常见原因，同时提供一些对策。

1. 忽视正常的便意

排便是一个低级反射，不完全受我们大脑的控制。如果没有养成定时排便的习惯，排便反射受到抑制，日久就会引起便秘。所以，这种患者应该每天选择一个固定的时间，比如早晨 7 点，不论是否有大便，都去卫生间坐 5 分钟。其余时间如果有大便可以再去卫生间。这样训练 3 个月一般能养成比较好的排便习惯。

2. 拖延排便时间

很多人大便时抱着只争朝夕的态度，看报纸、玩手机，拖延了大便时间，使粪便在直肠内长时间停留而不引起排便的感觉，形成习惯性便秘。既然有手机，那就设置个 5 分钟的闹铃，定时排完，冲水走人。

3. 饮食不健康

饮食过于精细，导致纤维素和水分摄入不足，黏滞度增加，肠内运动缓慢，水分过量被吸收而导致便秘。所以提倡经常吃点粗粮。饮食结构不合理，偏嗜高蛋白和辛辣食物，好像无辣不欢、无肉不欢。肉类在肠道中运行缓慢，并且能产生很多有害气体。辣椒使肠道燥热，耗气伤津而便秘。爱涮火锅的小伙伴需要注意了。

4. 节食

很多女孩子为了苗条，对油脂心惊肉跳，用各种 APP 反复演算每天吃的卡路里。但是如果脂肪摄入过少就会因为肠道缺乏润滑，造成大便艰涩难下。还有的女孩子饮食过少，使食物不能对肠道形成一定的刺激，肠道蠕动减少，食物残渣在肠内停留时间延长，粪便干燥难解。因此，适当摄入油脂是很有必要的。

5. 饮水过少

上班族经常在忙乱的一天之后才发现整天滴水未进，这必然导致大便干燥，排便困难，进而发生便秘。建议便秘患者一天喝 8 杯水。特别是早晨起来，空腹喝一杯温水，可以唤醒大肠，刺激胃肠反应。喝完这杯水，宿便喷薄而出，一天都舒泰了。

6. 情志刺激

长期情绪紧张、忧愁焦虑、注意力高度集中，或精神上受到惊恐等强烈刺激，都会导致大脑皮层和植物神经紊乱，引起便意消失。除了自我情绪调整，貌似没有更好的应对这种便秘的方法。

7. 久病体衰、运动减少

久病体衰者或久坐少动的上班族，缺乏运动性刺激以推动粪便的运动，肠道蠕动慢，肌肉收缩无力，腹压降低使得排便动力不足，很容易发生便秘。因此，建议这种患者，每天应该适量运动。如果实在没有时间运动，可以用手掌在腹部顺时针旋转按摩，对缓解便秘也有一定的作用。

8. 长期服用泻药

便秘时，很多人喜欢用泻药解决问题，但是长期使用刺激性泻药也可减弱肠壁的应激性，导致便秘加重，形成恶性循环。因此，应该通过建立科学的排便习惯，尽量减少并停止使用药物。

总之，便秘患者按照上述方式调理，如果有必要可以配合吃一些中药，一般 1～3 个月就能恢复正常。另外，便秘的"警报"征象包括便血、贫血、消瘦、发热、黑便、腹痛等，以及肿瘤家族史。如果出现"警报"征象，应该马上去医院就诊，做进一步检查。

第十节　春季防治过敏性鼻炎

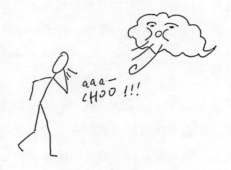

　　春天的问题真不少，过敏性鼻炎是很多人的困扰。过敏性鼻炎是特应性个体接触过敏原后，主要由 IgE 介导的介质（主要是组胺）释放，并有多种免疫活性细胞和细胞因子等参与的鼻黏膜非感染性炎性疾病。说这么复杂，我都有点汗，通俗点就是：男（过敏原）女（有过敏体质的人）双方看对眼，才能结婚（过敏），否则革命群众坚决不答应。过敏性鼻炎的典型症状主要是阵发性喷嚏、清水样鼻涕、鼻塞和鼻痒，部分患者伴有嗅觉减退。

一、病因

1. 遗传因素

过敏性鼻炎患者一般具有过敏性体质，一些研究发现某些基因与过敏性鼻炎有关，也就是说你爸过敏，那你也可能过敏。注意，是"有可能"过敏，并不一定噢。

2. 过敏原

要接触到过敏原。过敏原一般来自于动物、植物、昆虫、真菌或职业性物质。过敏原主要分为吸入性过敏原和食物性过敏原。吸入性过敏原是过敏性鼻炎的主要原因。

（1）螨。这是最常见的过敏原。屋尘螨以人类皮屑为食（好恶心），并主要生活在床垫、床底、枕头、地毯、家具及毛绒玩具中。在热（20℃以上）且潮湿（相对湿度大于80%）的环境中繁殖最快。屋尘螨的过敏原包含在其排泄物颗粒中，也就是螨的便便（更恶心啦）。

（2）花粉。这个也挺常见的。花粉由于飘散量巨大且能远距离传输，因而可影响远离花粉源数百公里的人群。花粉的致敏和季节、地域、温度和植物种类等因素有关。

（3）动物皮屑。动物的皮屑及分泌物携带一些致敏原。爱养宠物的人可以回家睁大眼睛瞧瞧啊（虽然啥也看不见）。

（4）真菌过敏原。一些阴暗潮湿的地方会有霉菌，比如卫生间、厨房等地方。霉菌向室内、室外环境中释放过敏原性孢子，并在湿热环境下生长迅速。霉菌就是那种黑的、绿的、黄的，一块一块的那种东西。

（5）蟑螂。这种过敏原也不少，但是它一般不在空气中播散。

（6）食物过敏原。这个种类就多了，比如牛奶、大豆、坚果、鱼、鸡蛋、水果、面粉等都有可能是过敏原。但是，在过敏性鼻炎不伴有其他系统症状时，食物的变态反应比较少见。

二、治疗

知道了病因，那么我们该怎么预防并治疗呢？

1. 遗传因素

这个没办法，就算不认亲爹亲娘都不灵啊。如果有遗传因素的话，也别灰心，咱们把以下工作做好也是有希望避免或者减少发病的。

2. 避免接触过敏原

去医院变态反应科检查过敏原，针对过敏原做出相应对策：

（1）减少室内的尘螨数量。买个湿度计，控制屋里相对湿度至60%以下（但别低于30%，否则太干燥了，容易口鼻流血哦）。定期清洗床上用品、窗帘，洗后曝晒或者烘干。减少毛绒玩具数量。每周给屋子做一次大扫除。空调使用季前注意清洗，日常注意清洁。

（2）花粉致敏季节，规避致敏原。实际上这是没法规避的，只能生抗喽，除非您能来场说走就走地迁徙。

（3）对动物皮毛过敏的患者……嗯，这个动物爱好者先别紧张，我并没有建议把您家的心肝宝贝处理掉。我的意思是，选择宠物还是选择过敏性鼻炎，这是一个问题啊。

（4）真菌过敏原。保持房间干燥、通风，及时清理厨余垃圾。

（5）蟑螂。撒药杀不尽，隔日它再来啊！这个得和物业协调好，邻里齐动手，大力开展爱国卫生运动，为创建示范城市贡献自己的努力。

（6）食物过敏原。对不起，您得委屈自己的嘴和胃了。或者吃饭时，多看几眼您喜欢但是过敏食物的照片，兴许也是一个不错的办法。

3. 药物治疗

常用鼻内和口服给药，疗效在不同患者之间有一些差异，停药后容易复发，因此对持续性过敏性鼻炎需较长期治疗。

具体的药物包括：抗组胺药口服或鼻用第2代或新型 H_1 抗组胺药，鼻用糖皮质激素或口服糖皮质激素，抗白三烯药，色酮类药，鼻内减充血剂，鼻内抗胆碱能药物，部分清热解毒类中药。

具体药物的选择应当在临床医师的指导下进行。

4. 免疫治疗

免疫治疗具有长期效果，可预防过敏性鼻炎的发展。这种治疗方式需要一定的恒心，因为其疗程分为剂量累加阶段和剂量维持阶段，时间比较漫长。

免疫治疗主要用于常规药物治疗无效的过敏性鼻炎患者。它的禁忌证包括：哮喘发作期，患者正使用 β 受体阻断剂，合并其他免疫性疾病，妊娠期妇女等。另外，免疫治疗时可能出现局部和全身一些不良反应。建议在临床医师的指导下进行这项治疗。

总之，过敏性鼻炎虽然比较难受，但并不是一点办法也没有，有过敏性鼻炎的朋友们放松心情，享受美好的春天吧。

第十一节
代表月亮消灭你：夏季防蚊必须知道的

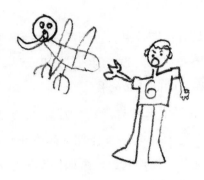

　　每当夏季来临，经常会看到穿着清凉的美女们身上斑驳的蚊子包，蚊子更是因为传播寨卡病毒而臭名昭著。因此，为了我们身体健康，夏天防蚊无疑是当务之急。

　　各种电蚊香、防蚊液、防蚊手环和叫不出名字的防蚊神器层出不穷，到底哪个靠谱呢？防蚊方法包括物理方法和化学方法两种。

一、物理防蚊

物理防蚊其实就是合理使用纱窗、蚊帐、扇子、长衣长裤、电蚊拍等。这些物品防蚊，简单有效，无毒无害，在防蚊用品中堪称经典中的经典，永远推荐！

灭蚊灯属于物理防蚊方法之一，不过蚊子通常对灭蚊灯发出的光并不敏感。事实上，灭蚊灯吸引来的昆虫大部分不是蚊子，况且还会发出嗡嗡的电流声，实在没有太多推荐价值。某些宣传通过特殊的温度、气味等来吸引蚊子的灭蚊灯，目前看来还缺乏必要的数据支持。

二、化学防蚊

但凡和化学沾边的物品，必定会让饱受三聚氰胺、孔雀绿、苏丹红等事件伤害的国人心有余悸。而且由于一些部门公信力的缺失，使得商家不得不使用各种方法为自己的产品造势，其中最有效的手段一个是引入国际机构的认证，一个就是宣传纯天然。

于是，我们在防蚊产品上经常看到 WHO（世界卫生组织）、CDC（美国疾病控制与预防中心）、FDA（美国食品与药品监督管理局）、AAP（美国儿科学会）等各种外国机构认证或推荐的标识。虽然很多人对这些机构具体是干什么的一无所知，但是经过这些外国字母加持的防蚊产品在人们心目中的安全性会有数量级的提升，当然价格也随之水涨船高。但是，WHO、CDC、FDA、AAP虽然会对一些防蚊产品有使用建议，却并不是真正的权威安全性认证机构。事实上，美国国家环境保护局（EPA）才是真正认证所有防蚊产品有效性及安全性的专业权威机构，几乎所有主流医学机构的推荐都是根据EPA的建议做出的。化学防蚊的产品包括杀虫剂和驱蚊剂。

1. 杀虫剂

这类产品的有效成分基本都是"××菊酯"，如四氯苯菊酯、四氯苯醚菊酯、炔咪菊酯、氯氰菊酯等。这些菊酯类化合物属于毒性较低的人工合成杀虫剂，主要是通过攻击蚊虫的神经系统来灭蚊的。

在人体内，"菊酯"虽然会被迅速代谢分解，不会对健康造成显著影响，但如果接触大量"菊酯"，仍可能出现暂时性局部皮肤麻木、烧灼、疼痛、瘙痒、头痛、头晕、乏力、视力模糊、恶心、呕吐、流涎、多汗、食欲不振、肌肉抽搐，甚至重度意识障碍、惊厥、癫痫等症状，但通风数小时后症状通常会消失。

EPA曾对"菊酯"类产品做过全面而严苛的健康风险评估，结论是："菊酯"类药物对大人或孩子基本没有长期的健康危害。因此，正规厂家生产的电热蚊香产品，少量使用是比较安全的。但是，一些厂家为了追求灭蚊效果或节约成本，会在产品中添加一些违规杀虫剂，那么就可能存在潜在的健康风险。所以，购买灭蚊产品时要先辨别是否是正规厂家生产。

网上各种用英文、日文、韩文等说得天花乱坠的灭蚊产品非常多，但是，只要把说明书都翻译成中文，就会发现其主要成分也不过是"××菊酯"。所以一些商家故意使用外文说明书来夸大宣传，尤其是使用韩文，对于很多盲目的哈韩族具有超强杀伤力，虽然他们可能不认识这些韩国字。

使用电蚊香要注意：①使用后要充分洗手；②尽量在人员离开的情况下使用，宠物也应离开，使用后半小时开窗换气。

值得一提的是我们小时候都会用到的盘式蚊香；很多人大概是受美好年代在心理上投影延伸的影响所致，觉得用传统的盘式蚊香比较踏实。其实抛开成分不提，单就盘式蚊香燃烧产生的烟雾，就有可能引发各种呼吸系统疾病或其他过敏症状。时移世易，如果一定要用蚊香的话，就用电的吧。

2. 驱蚊剂

目前得到 EPA 注册认证可以用于皮肤上的驱蚊成分仅有 7 种：①避蚊胺（DEET），效力持续 10～12 小时；②派卡瑞丁（KBR3023），效力持续 8 小时；③驱蚊酯（BAAPE、IR3535），效力持续 4～8 小时；④柠檬

桉（PMD、OLE），效力持续 6 小时；⑤甲基壬基甲酮
（BioUD），效力持续 4 ～ 6 小时；⑥猫薄荷油，效力持续
4 ～ 6 小时；⑦香茅油，效力持续 20 分钟～ 2 小时。

EPA 所认证的驱蚊成分中，美国疾病控制与预防中心仅
推荐避蚊胺、派卡瑞丁、驱蚊酯、柠檬桉 4 种驱蚊成分用于
成人（含孕妇及围产期妇女）驱蚊。

美国儿科学会考虑到儿童的特殊性，仅推荐避蚊胺、派
卡瑞丁这两种驱蚊成分用于儿童驱蚊。而且对于儿童而言，
存在一些额外限制。①避蚊胺：2 月以下禁用；2 月～ 12 岁，
推荐浓度 10% ～ 30%（不能超过 30%）；12 岁以上，等同成
人；②派卡瑞丁：2 月以下禁用，推荐浓度 5% ～ 10%；③
柠檬桉：3 岁以下禁用。所以，考虑到家庭使用驱蚊产品的
实际情况，我们购买产品的时候可以全部购买儿童产品。

在这里，值得注意的是，市面上很多商家大肆宣传的
"纯天然植物精华"柠檬桉，除了柠檬两个字看着比较天然
之外，其实大部分是人工合成的，而且不能用于 3 岁以下
儿童。

另外，我们经常看到的有些驱蚊产品上标注"天然植物
提取精油"，甚至印有"孕妇婴儿专用"字样。但是植物提
取物的防护效果通常较弱，持续时间较短，这类产品驱蚊效
果并不理想，花了大钱买到的产品不一定能切实起到防蚊的
效果。况且天然的并不等于无毒的，由于缺乏长期使用后的
毒理研究，所以这类产品还是要慎用。至于有些虽然宣称是

"植物""天然"的驱蚊产品，实际上添加了柠檬桉等婴幼儿不宜使用的成分，更是加剧了这个市场的混乱性。

对于儿童产品来说，最近几年驱蚊手环、驱蚊贴非常流行，这些产品中多少都会使用某些驱蚊剂，在购买时务必仔细辨识。而且，这类产品通常只能防护局部皮肤，在我看来除了能给小孩增加一个类似手表的玩具之外，没有太多的实际意义，而且价格远超一个能用 1 年以上的儿童手表。因为这个手环里无论放什么类型的驱蚊剂，作用时间最长也不会超过 1 天。如果商家想让这个手环持续发生 2 天以上功效的话，放的药物就很有可能超出我们的想象力了。

还有一些电子仪器、手机软件，宣称能发出高频声波，产生驱蚊效果，但是目前收集到的资料证明此类产品无效。

总之，防蚊产品层出不穷，但是最持久有效的大杀器无疑是蚊帐加大蒲扇这个经典组合！正所谓大道至简啊！

第十二节 晒、防晒

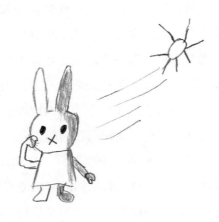

　　之前在地铁里看到一个节目，内容是一个女士说（虽然电视只有字幕没声音，但是想像中能感觉到她是嗲声嗲气的）她在国外晒成小麦色，老外见到都点赞，可是在国内大家都把她的小麦色当空气了，大意就是国人不懂欣赏云云。值得嘚瑟的是，经过夏季的折腾，我的胳膊上也终于显露出烤糊的小麦色。可是糊小麦色有啥嘚瑟的呢？一是皮肤晒黑说明身体里的黑色素细胞足够活跃，足够多，患白癜风或者皮肤癌的几率小一些。二是皮肤晒黑以后身上的各种痘坑、痘印、斑疤都不那么明显了，省下一笔买遮瑕霜的钱了。

　　由于紫外线与皮肤老化和皮肤肿瘤的发生有着密切的关

系，所以防晒是很必要的。被紫外线照射后的几秒钟内，皮肤黑色素的合成就开始增加，晒黑的机制就已经被启动。为了保护我们的皮肤，还是要每时每刻做好防晒工作的。

对于想保持皮肤白嫩的女孩子们来说，夏天防晒无疑是头等大事，打遮阳伞是最具中国特色的防晒手段，虽然我一直不清楚夏天打伞起源于哪里。紫外线照在物体上发生的是漫反射，伞只能遮挡头顶直射的部分紫外线，但是从地面上、水面上反射的阳光是没办法遮挡的，所以打伞和戴遮阳帽的效果类似。如果考虑到打伞不仅自己累不说，还容易碰到别人，造成意外伤害的话，打伞是非常低效的防晒方法，还不如去选个宽边帽子戴上，既能显得脸小，又可以营造风情万种的气场，倘若再配上一条浅色的波希米亚长裙，那么……跑题了，大家自己脑补画面吧。

事实上，防晒的最有效手段是涂抹防晒霜，虽然防晒霜油腻腻的，涂抹后感觉皮肤透不过气来，并不被很多人接受。但是，防晒霜中的有效成分要么能直接吸收紫外线；要么能加强紫外线的反射；要么是被皮肤吸收后，与皮肤中的蛋白质结合进而防止紫外线的损伤。因此，从防护的整体性和有效性来看，涂抹防晒霜无疑是目前最有效的防晒途径。

另外，食补也是一个可以考虑的措施，推荐几个防晒黑秘方。西红柿、南瓜、胡萝卜、木瓜这类食物中富含番茄红素，有较好的美白作用，夏天可以常吃。不过番茄红素煮熟才能被吸收，所以番茄炒蛋实在是居家美白必备上品。玫瑰菊花蜂蜜饮：玫瑰花和菊花各 6 克，蜂蜜 1 勺，冲水代茶饮。这个小饮料有美颜润肤、活血解郁的作用，非常适合办公室白领饮用。

值得注意的是，很多人认为夏天更容易变黑，其实不然，引起皮肤变黑的紫外线属于 A 类紫外线，它在一年中各个季节的基本含量变化并不大。只不过，夏天我们户外活动多，皮肤裸露多，接受紫外线照射的时间长、面积大，如果冬天经常穿短裤背心的话，皮肤也同样会被晒黑。这样看来，防晒也要年年讲，月月讲，天天讲。

第十三节
为什么动脉硬化伴随衰老过程而发生

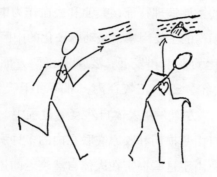

　　目前对衰老尚无统一的定义，关于衰老原因的学说也很多。我们认为，衰老是机体结构中不可完全更新的部分由于遗传及环境所决定的非特异性损伤（非疾病）造成的积累性结构破坏，并由此造成了机体功能的逐步丧失，使个体的生存能力逐渐下降的现象。衰老同疾病一样，在不同的个体、不同的组织器官有很大的差异。从机体结构破坏这一角度看，衰老与疾病并无本质区别。

　　中医学认为，肾主元气，元气为一身诸气之根本，他脏之气对气血的调节有赖于肾脏之气。随着衰老的进程，元气亏虚，机体的修复功能降低，气虚则无力驱邪外出，必然导致动脉硬化持续发展。《医林改错》中说："元气既虚，必不能达于脉管，血管无气，必停留而瘀。"

动脉硬化的发生是与人体受到的多种病理损伤相关联的。目前普遍认为，动脉硬化的发生是由于致伤因素和血管反应之间复杂的相互作用的结果。这些损伤因素可以被认为是痰瘀互结的主要病理特征，痰浊和瘀血作为中医病理产物是动脉硬化损伤的主要因素，是动脉硬化的中医病理实质。

动脉硬化的发生和发展，要从邪正两方面的变化来分析，《黄帝内经》云："正气存内，邪不可干。""邪之所凑，其气必虚。"一方面，在人体自然衰老过程中，出现了包括细胞凋亡、自由基损伤和胶原交联在内的多种病理过程对动脉造成损害。由于这些损害在人体自然衰老的过程中缓慢发生，因此表现出的症状相对缓和，动脉硬化在中医证候上通常表现为虚证。另一方面，人体内部由于不同原因出现的血脂、血糖代谢紊乱，血压异常等因素，常会损及动脉，导致动脉硬化的发生，在中医表现为气、火、痰、瘀等病理损害过程。

因此，血脉自身虚衰，清窍失养，功能受损，痰瘀互阻，进一步损伤脉络，因虚致损，因损致衰，是动脉硬化的发病关键，这也是为什么动脉硬化多发生于中老年人的根本原因。

第十四节 大脑：常练常新

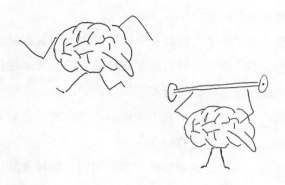

　　每当在门诊看到形容枯槁、步履蹒跚、张口结舌的老年痴呆患者时，我能清晰地感受到随着时间的推移，我们失去的不仅仅是肌肉，大脑也在不断萎缩。最近，我经常到了楼下才想起来是否有关火或者锁门，只好再上去检查一趟。看来自己的大脑也正在悄悄地老化，出现记忆衰退了。

　　但是，正如训练身体可以增加肌肉一样，让大脑遵循健康的生活方式和有针对性的大脑锻炼也可以改善我们大脑的认知功能。

　　关于生活方式和痴呆风险之间关系的研究多如牛毛，我们耳熟能详的可控因素有：不吸烟、少饮或不饮酒、控制体重、均衡饮食、适度锻炼身体等。研究表明，要是能严格执行以上四或五项要求的话，认知障碍和痴呆的发生率可以降低 60%。可见，预防痴呆并不是一项不可能完成的任务。

最新的研究还发现，注重创新和避免无聊的生活方式对于保护脑组织，预防老年痴呆至关重要，因为大脑天生就是学习新鲜知识的器官！

很多老年痴呆之所以在退休后发生，与老人很少关注周围事物，不再创新，每日重复同样的生活模式密切相关。大脑处于被动状态时，是有萎缩倾向的。因此，久坐和相对被动的活动，比如每天坐在电视机前，完全可能会对大脑的健康造成长期而不可逆的损害。

因此，在保持健康生活习惯的同时，坚持大脑训练，无疑是预防痴呆的灵丹妙药。而且，很幸运的是我们在日常生活中有很好的免费锻炼方式。我时常有机会参观一些天价大脑锻炼项目，虽然形式眼花缭乱，但实质和我下面推荐的免费项目差不多。大约在天价机构里进行锻炼有人们追求的仪式感吧！

下面介绍 9 项脑锻炼的方法。

1. 回忆

最容易实践的"回忆"方法是：从超市回来后列一个清单，按照顺序记录从进门到出门看到的全部商品，下次去的时候逐一核对。或者去别的地方回来也可以列个类似的清单。

2. 音乐

学习演奏一个乐器或加入合唱团。

3. 心算

每天连续做 30 道口算题和 10 道应用题（小学五六年级难度就行），做题时不要用笔和纸。如果能一边散步一边算就更好了，因为这样更有挑战性和运动性。

4. 学习新菜谱

做饭时要使用多种感官，嗅觉、触觉、视觉和味觉，这些都涉及大脑的不同部位。如果在饭店吃饭的话，试着找出菜品使用调料的成分，比如醋、酱油、盐……不过饭店也有不少非家常的调料，这个就比较挑战感官了。

5. 学外语

视觉和听觉可以刺激大脑。更重要的是，丰富的词汇量可以降低认知功能下降的风险。

6. 创建文字图片

随便想一个词，然后在脑子里画一幅与这个词有关的画。

7. 绘制地图

出门回家后，画一下刚才去的地方的地图。

8. 学习新运动

学习一些之前不会的运动，如太极拳、瑜伽、网球等。

9. 做手眼配合的运动

比如转魔方、打算盘、弹钢琴等。

就像现在我们可以通过增强体质来预防感冒一样，只要坚持大脑锻炼，我们就会惊喜地发现，大脑的健康同样也是可以保持的。当然，这里的难点在于"坚持"。坚持不了的人只能无奈地进出医院了。

第十五节　中医诊治难治性癫痫的出路

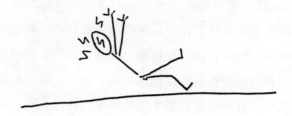

癫痫是一组反复发作的脑神经元异常过度放电所致的暂时性中枢神经系统功能失常的慢性疾病。尽管目前癫痫的治疗已经有了很大进步，但还是有大量的难治性癫痫患者需要给予积极干预。

癫痫在中医学中属于"癫疾""痫证"范畴。中医经典文献中对癫痫有大量论述，认为由于七情失调、先天因素、脑部外伤、饮食不节、劳累过度或患他病之后，导致风阳、痰浊、瘀血蒙蔽清窍，引起气机逆乱，脑神失用从而造成本证。癫痫病位在脑，但涉及肝、脾、肾三脏。

中医临床治疗难治性癫痫突出整体观念、辨证施治，进行全面调整与个体化治疗，在改善症状、提高疗效方面显示了良好的前景与优势。但随着中医学对癫痫疾病本质的重新认识，部分概念的摒弃及新观点的引入，我认为中医现有的诊疗标准因证型不统一、证候描述不一致和疗效评价不合理等问题而不合时宜。

值得欣慰的是，我在十余年的探索中发现，中医的"证"是能概括患者当前主要矛盾的诊断性概念，因此，在传统中医理论的指导下，我运用整体观念和辨证理论来诊治难治性癫痫；同时，使用现代研究方法，定量分析难治性癫痫的病因和证候特征，并以此为基础，对相应的干预措施进行归纳分析，针对患者提出个体化的整体诊疗方案，不仅达到分类研究难治性癫痫的目的，而且能够极大地简化诊疗过程，节约患者费用，并为进一步深入研究奠定了基础，这也必将为难治性癫痫的诊断与治疗另辟蹊径。

第十六节　中医学对
帕金森病轻度认知功能障碍的认识和对策

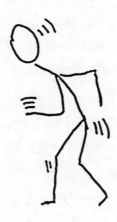

　　帕金森病（PD）是一种好发于中老年人群的慢性神经退行性疾病，主要临床表现为静止性震颤、肌强直、运动迟缓和姿势步态异常等运动障碍。近年来，对 PD 的研究让人们逐渐认识到其存在诸多非运动症状，轻度认知功能障碍(MCI) 就是其中之一。所有新诊断的 PD–MCI 患者几乎 5 年内全部发展成为帕金森病性痴呆。

　　PD–MCI 主要影响记忆性和非记忆性认知领域。典型症状包括短时记忆和瞬时记忆力减退、处理事情慢、多任务及计划困难、找词困难及注意力下降，其中记忆障碍最为常见。

中医学中并没有 PD-MCI 的病名，然而，对于 PD 及 MCI 的论述，早在《黄帝内经》中便有相关记载，后世经典医籍中也对其病因病机及治疗有诸多阐释。

中医学将 PD 归于"颤证""颤振"等范畴。《素问·至真要大论》曰："诸风掉眩，皆属于肝。""掉"意为"振掉"，初步阐释了"颤振"的病因病机。孙思邈在《千金方》中也有相关 PD 行动迟缓及步态障碍的描述："积年八风五痓，举身弹曳，不得转侧，行步跛躄，不能收摄。"中医学对 MCI 的认识较早，散见于"健忘""善忘""呆病"等疾病中。《左传》即有相关症状记载："不慧，盖世所谓白痴。"《黄帝内经》中多次提及健忘，如《灵枢·本神》曰："肾藏精，精舍志；肾盛怒而不止则伤志，志伤则喜忘其前言。"林珮琴在《类证治裁》中写道"脑为元神之府，精髓之海，实记忆所凭也"，明确指出了脑的元神不足和本病的关系。

PD 与 MCI 在中医学中虽为不同病名，但两者的病因病机却有类似之处，多认为乃肾精亏虚，加之痰瘀阻滞为病。故本病病机为本虚标实，由于年老体衰，肾精亏损，脑髓空虚；或精血不足，筋脉失养；或脏腑功能失调，气血津液运行失常，湿浊、痰饮、瘀血内停，蕴积日久而成"浊毒"，蕴滞于脑络之中，损伤脑络，脑窍壅塞，神机失用而发为

PD–MCI。

目前，针对 PD–MCI 发病机制及治疗的中医研究还较为缺乏。中医药治疗 PD–MCI 容易受到传统病因病机的局限，往往单纯从补肾入手进行治疗。我在长期研究的基础上，深刻认识到毒邪内阻是 PD–MCI 的重要病机。中医对于 PD–MCI 的临床治疗应以针对患者自身特点的个体化辨证治疗为核心，以解毒祛邪为法，在早期进行积极干预，从而有效提高临床整体疗效，减少治疗副反应，达到改善 PD–MCI 患者的认知功能、提高患者生活质量的目的。

第十七节
音乐疗法给帕金森病患者带来希望

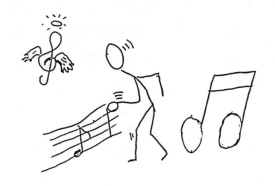

会唱歌跳舞的人基本是有些天赋的，尤其是在 20 世纪七八十年代各种培训班还不发达的时候。小时候，我一直以为所有人都和我一样，只会吃饭睡觉，到中学艺术节的时候，看见有人随着音乐翩翩起舞，让我大跌眼镜。我自己对音乐缺乏足够的感觉，所以只好"敬而远之"。不过，事实上，音乐对于很多疾病都是很有帮助的。

帕金森病（PD）是最常见的神经退行性疾病之一，在 65 岁以上人群中的发病率大约是 1%。由于 PD 的病因及发病机制尚未明确，所以目前缺乏足够有效的干预手段。但是，值得注意的是，音乐疗法正在为一些 PD 患者开启一片晴朗的天空。

研究发现，音乐能让大脑广泛激活，促进神经系统的修复。对于 PD 患者而言，音乐能够改善患者的认知功能，增强运动能力，并在一定程度上提高患者的注意力。这主要有两方面的原因：一是因为音乐能通过对情绪的干预在很大程度上影响人类的认知体系，合理的音乐治疗可以激发正向的情绪状态，从而使 PD 患者获得良好的认知观念，并缓解 PD 伴发的焦虑抑郁情绪；另一方面，音乐疗法能通过提升 PD 患者的脑功能状态，改善 PD 患者的运动障碍等症状。

音乐的种类很多，根据现有的研究结果来看，阿根廷探戈、击鼓和唱歌是对 PD 患者比较有利的音乐形式。

许多 PD 患者有动作缓慢、震颤或不自主运动的问题。在这些情况下，音乐，特别是节奏，可以成为组织一系列动作的模板。这是因为在欣赏音乐时，一个重要的神经过程是远距离脑区的耦合。在这一过程中，节拍比旋律更有优势。对于 PD 患者而言，专注于节奏，并尽量感受其脉搏，可以帮助进行连续的活动，并减轻开关现象。有节奏的音乐可以和中枢神经系统之间产生"虚拟的运动模式"。这种感觉和愉悦地穿行在具有很强节奏感的伦巴第风格建筑中有异曲同工之处。因此，患者可以欣赏一下阿根廷探戈的相关乐曲，同时最好配合动作。可以先下载 *Porunacabeza*（《一步之差》）入门，这是一首在《辛德勒名单》《闻香识女人》和《真实的谎言》中都出现过的著名探戈舞曲。至于为什么是阿根廷探戈，而不是《南山南》这样的民谣，只是因为我的文章是基于现有的研究进展进行推荐的。如果以后有数据显示《小城故事》有效，我也会推荐的。不过具体音乐的选择需要PD患者根据自己的喜好、感受和生活节奏探索适合自己的节奏模式。

在PD的音乐治疗中，鼓是一种研究比较多的乐器，可能是因为即使是没有任何乐器经验的人，也能很快掌握击鼓的要领。击鼓所需的思维处理很少，节奏可以预测，并能影响大脑的运动神经中枢，所以PD患者一般都能对击鼓的节奏做出较好的反应。事实上，自古以来，击鼓就是仪式医疗的一部分。研究表明，击鼓能够帮助PD患者建立很好的节奏感，并有助于减轻压力、改善免疫系统，而且能使情绪得到宣泄，这对于很多伴有焦虑抑郁的PD患者来说尤其重要。击鼓时最好选择双手都能拍打的手鼓，而不是买一个架子鼓。

另外，PD患者常会出现语言发音含糊不清，这是受到脑部功能减退的影响，导致面部、口腔的肌肉不灵活。而患者社交活动的减少则会进一步加重这一现象。有研究表明，唱歌能锻炼PD患者的肌肉耐力，缓解肌肉强直症状，帮助患者恢复自信。另外，唱歌还能增加PD患者的肺活量，防止肺炎的发生。因此，PD患者可以选自己喜欢的歌曲来练习。唱歌时间应在饭后两小时左右，持续时间以不感觉劳累为宜。

　　总之，PD 患者积极利用音乐进行治疗，既能在一定程度上改善症状，又可以提供一个自我表达的出口，同时也是紧密联系社会的渠道。积极的音乐疗法可以帮助 PD 患者维持身体健康和情感幸福，提高整体生活质量。

第十八节　手指体操预防老年痴呆

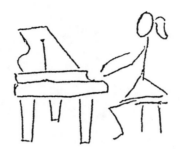

　　"人有两件宝，双手和大脑。双手会做工，大脑会思考。用手不用脑，事情做不好。用脑不用手，啥也办不到。用手又用脑，才能有创造。一切创造靠劳动，劳动要用手和脑。"这是根据陶行知先生的《手脑相长歌》改编的一首儿歌，现在是小学一年级的一篇语文课文。歌谣虽然很简单，但是对于老年痴呆的防治却很有启发。

　　大家都知道，老年痴呆一旦发生，病程是无法逆转的，目前各种中西医治疗方法也仅能延缓病程进展。但是，若在健康时期或老年痴呆的早期进行预防和保健能够达到良好的防治效果。

　　预防老年痴呆的方法很多，对于老年人来说，做做手指操是简便有效的方法。为什么是手指操呢？因为从中医理论看，手指上循行着很多经络，从大拇指到小拇指，依次与人体的手太阴肺经、手阳明大肠经、手厥阴心包经、手少阳三焦经、手少阴心经和手太阳小肠经相对应，并且还集中了一些重要穴位。活动手指能够通过经络疏通脏腑气机，起到全身保健的作用。

现代研究表明，人体的每一块肌肉，在大脑皮层中都有相应的代表区域，手所做的各种复杂细致的运动，在大脑皮质感觉区和运动区的投影面积约占整个躯体投影的一半。比如，在大脑皮层中，仅仅是大拇指的运动区就相当于整个大腿运动区的 10 倍。因此，手及手指活动时，可以大范围地兴奋脑细胞，起到调整和提高大脑功能的作用。而且，手指简单活动时，脑血流量比手不动时约增加 10%。当手指做复杂、精巧的动作时，脑血流量更是会增加 35% 以上，这对于促进大脑发育，改善大脑功能具有非常重要的意义。

因此，全方位活动手指，看似用的力气很小，但脑部的活动却是非常大的，科学合理地通过手部活动对大脑进行刺激，就能够有效地延缓脑细胞衰老和脑功能衰退的进程，从而起到防治老年痴呆的作用。下面和大家分享一下健脑益智的手指体操。

第一节：将手指从指尖数的第二个关节直角弯曲。首先，左右手同时做 6 遍。然后，让一只手从食指到小拇指，逐一地直角弯曲第二个关节；同时另一只手的手指按照从小拇指到食指的顺序也逐一直角弯曲第二个关节，做6遍。最后，让两根不相邻手指同时弯曲，两手同时做，也是做6遍。

第二节：在桌面上设计"十""S""米"字或其他图案，让随意两根手指当脚，沿着设计的图案散步6分钟。

第三节：双手反复做握拳与松开的动作；双脚十趾同时做抓地与松开的动作，做60次。

第四节：用左手和右手各进行珠算30道题，题目可难可易。

每天根据自己的情况，把手指操全套或者部分小节练习一下，可以使大脑更加发达。不但能够帮助抵御老年痴呆的进攻，还对预防心脑血管病有非常积极的作用。另外，对于儿童和青年人来说，手指操也可以有效地开发大脑，让大脑永葆青春与活力。

第十九节　老年人真正的杀手是什么

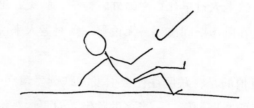

急性心梗、中风、各种肿瘤，这些无疑都是大家耳熟能详的恶魔。至于高血压、糖尿病之类的，跟这些比根本算不了什么病，谁要是说自己没有个高血压、糖尿病啥的，都不好意思说自己是老年人。其实，和"跌倒"相比，这些就都不算什么了。

跌倒，是60岁以上人群中最频发，也是最重大的事故。在全球，跌倒是造成老年人伤害的头号杀手。我国65岁以上的老人中，每年因跌倒造成伤害的达4000万人。

对于老年人来说，跌倒可不是站起来，"拍拍身上的灰尘，振作疲惫的精神"这么简单的事情。老年人的跌倒可是灾难性损伤，可能造成脑部受伤、骨折等严重外伤。髋部骨折是老年人首位伤害死因，脑损伤则可以直接导致死亡。当然其他各种骨折，关节积血、脱位、扭伤及血肿也没有一个是善茬。

更可怕的是，骨折只是个开始，俗话说，伤筋动骨100天。老年人骨折后一般要卧床，肌肉萎缩、骨质疏松，甚至关节挛缩等问题全出来了，这不但降低老人以后的活动能力，甚至导致老人过早死亡。另外，褥疮、肺炎、泌尿道感染等也往往在卧床期间出现，无论哪一条对老人来说都是很大的打击。

更为可怕的是，跌倒往往会引发"跌倒恐惧症"，给老人带来极大的心理创伤。一半多的跌倒者对再次跌倒产生恐惧心理，造成"跌倒—丧失信心—不敢活动—衰弱—更易跌倒"的恶性循环，甚至直接卧床不起。

那么为了预防老人跌倒，我们能做些什么？

（1）很多药物吃了后会发生头晕、站立不稳，吃药前一定要先仔细阅读说明书。比如有的安眠药劲很大，最好在床上吃，免得吃完没走到床边就睡着了。

（2）起床后不要立即站立，要先在床边磨蹭一会儿再下地，以免发生体位性低血压晕倒。

（3）看清地面。湿地要小心通过。不要使用没有固定的小块地毯或者地垫。家里有楼梯和台阶的，最好用醒目颜色标记出来。家里不要灯光太暗，灯坏了要及时更换。

（4）家里的物品尽量收拾整齐，过道要通畅，避免绊倒。而且屋子收拾整齐了，风水也好。

（5）穿着要合身。老人裤腿别太长，裤腰也别太肥或太松，因为这样的裤子易绊倒老人。穿的鞋子大小应适宜，最好穿防滑鞋，鞋带要整理好。日常最好不要穿拖鞋，一半以上摔跟头的老人都是穿拖鞋摔的，而且还附送崴脚。

（6）老人最好坐着洗澡，这样身体重心比较稳定，不易跌倒。卫生间地面比较湿滑，最好能铺防滑胶垫。

提醒一：老人要注意千万别过分自信。在跌倒老人中，有不少是因为过于自信而不听家人和医生忠告造成的。我亲眼看见一个老人在大吹自己当兵时候如何英勇之后去翻隔离栏杆，结果在马路中间摔倒了。

提醒二：外出的老人，请记得在身上显著的位置放置家人的联系方式（比如带上胸牌之类的），以便发生意外时，别人能够及时联系家人。

中卷

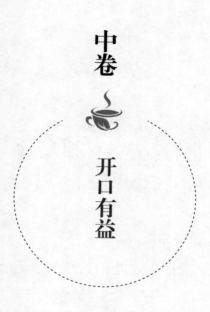

开口有益

第一节
一箪食，一瓢饮，皆是养生——大米

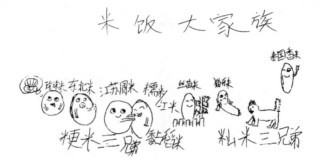

民以食为天，《黄帝内经》云："五谷为养，五果为助，五畜为益，五菜为充。"这说明饮食物及食物的多样性对身体健康至关重要。

食物没有好坏，吃对才是真智慧。昂贵的食物、稀有的药材固然有特殊的作用，但是，日常生活中随处可见的五谷杂粮，才是实实在在哺育了我们几千年值得重视的养生法宝。现在和大家陆续分享一些我对日常饮食的看法，先从大米说起。

大米是由稻谷加工后制成的成品，是我们的主食之一。大米含有蛋白质、脂肪、多种维生素及多种矿物质，营养丰富。《神农本草经疏》把大米奉为"五谷之长"，说"人相赖以为命者也"。《本草纲目》云："每晨起，食粥一大碗。空腹胃虚，谷气便作，所补不细，又极柔腻，与肠胃相得，最为饮食之良。"古人还有"粥饭为世间第一补人之物""日食三合米，胜似参芪一大包"等说法。

大米的产区主要分布在长江中下游的湖南、湖北、江西、安徽、江苏，华南的广东、广西、福建及东北三省，形成明显的南方籼稻区和北方粳稻区。大米按口感有糯米和黏米之分，黏米又分粳米和籼米。粳米比较粗短，煮的粥饭比较绵软，常见的东北米、珍珠米、江苏圆米属于粳米。籼米比较修长苗条，煮的饭比较松爽，丝苗米、猫牙米、泰国香米都属此类。粳米不如籼米松软，籼米的胶稠度不如粳米，煮出来的稀饭显得黏性不足。因此，一般认为籼米适宜做干饭，粳米适合做稀饭。糯米即黏稻米，主产于江苏、浙江，在北方俗称江米，南方为糯米。糯米营养丰富，经糊化后性质柔黏。合理选择适合自己的大米种类，是养生的重要环节。

粳米，属粳型非糯性稻米，按种植季节和生育期可分为早粳米、中粳米和晚粳米，其中以晚粳米为优。《本草纲目》载："以白晚米为第一，早熟米不及也。平和五脏，补益胃气，其功莫逮。"粳米主产于长江以北，尤以东北所出为佳。而且按照中医五运六气学说，东北为阳气生益之方，所产大米补气作用更好。粳米做出的饭柔软清香，颗粒整齐。粳米煮粥营养更高，粳米粥最上一层粥油，能够补中益气、健脾养胃、益精强志、强壮筋骨、和五脏、通血脉、聪耳明目、止烦、止渴、止泻，是"第一补物"，对久病体虚、孕产妇和老人最为适宜。另外，粳米有一定活血化瘀的作用，因此对于高血压、高血脂的患者也有较好的效果。

籼米，属籼型非糯性稻米，根据栽培季节和生育期，又可分为早籼米、中籼米和晚籼米，主产于长江以南。籼稻碾成米时易碎，因此，籼米，尤其是早籼米大多加工次数较少，较好地保存了"原汁原味"，这也导致了籼米粉质较多，煮后饭粒松散，较粗糙，但易消化，且有温胃和中的作用。籼米的蛋白质、脂肪、维生素含量比粳米多。另外，米糠层的粗纤维有助于胃肠蠕动，对胃病、便秘、痔疮等消化道疾病有效。经过较多次处理的精白米更能降低胆固醇，减少心脏病和脑血管病的发病几率。

糯米，属糯性稻米，包括籼糯米和粳糯米。糯米营养丰富，性温味甘。糯米做的汤圆、粽子等食物，柔软清香。糯米中含有蛋白质、脂肪、糖类、钙、磷、铁、维生素等营养成分，具有补中益气、健脾养胃、止虚汗之功效，对食欲不佳、腹胀腹泻有一定缓解作用。不过，糯米不好消化，因此不宜食用过量，老人、小孩、脾胃虚弱者尤应注意。

无论是糯米、粳米还是籼米，都有紫色或褐色甚至黑色的品种，人们常把它们叫作黑米。黑米的颜色之所以与其他米不同，主要是因为它外部的皮层中含有花青素类色素。米的颜色越深，表皮色素的抗衰老效果越强。黑米表皮色素的作用在各种颜色的米中是最强的，而且这种色素中还富含黄酮类活性物质，对预防动脉硬化导致的心脑血管疾病有很大的作用。《本草纲目》记载：黑米有滋阴补肾、健脾暖肝、明目活血的功效，是一种滋补佳品。因此，黑米的营养价值远高于白米。

大米味甘性平，入手太阴肺经和足太阴脾经，具有补中益气、健脾和胃、滋阴润肺、除烦止渴的作用。肺阴亏虚所致的咳嗽、便秘患者可早晚用大米煮粥服用。经常喝大米粥有助于津液的生发，在一定程度上缓解皮肤干燥等不适，起到护肤美容的功效，并可补充肌肤所缺失的水分，使皮肤充满弹性。

总有好事者问我自己对两种米的感受是什么？我觉得产自北方的粳米做干饭或者稀饭都比南方的籼米更好吃一点，呵呵，估计会招来不少南方朋友的不认同。但是我必须说，新粳米蒸的饭，尤其是加了大豆的米饭，开锅瞬间，松软的豆子自中崩裂，香气扑鼻而来，实在让人垂涎欲滴啊！

注意：大米含糖量较高，因此，建议糖尿患者不宜多食大米。

第二节
一箪食，一瓢饮，皆是养生——面粉

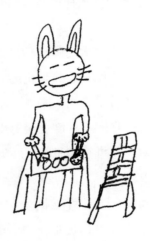

小麦是流传最久的农作物之一，也是含碳水化合物最多的谷物。小麦加工后获得的面粉可以制成品种繁多的食物，如面包、馒头、饼干、蛋糕、面条、饺子等。

中医认为，小麦味甘、性凉，入心、脾、肾经，有养心益肾、清热止渴、调理脾胃的功效，适合虚汗过多者食用。

小麦对于心阴不足、阴虚火旺、心神失养者很有好处，东汉张仲景《金匮要略》中就有甘草小麦大枣汤治疗"妇人脏躁"的记载。唐代医学家孙思邈在《千金要方》中言："养心气，心病宜食。"小麦制品有安定精神、治疗神经衰弱、增加力气之功效。对于心气不足而心虚易汗者，《本草纲目》中有"小麦陈者煎汤饮、止虚汗"的内容。

中药中经常用到的小麦包括浮小麦和淮小麦两种。

未成熟的嫩小麦干粒，入水中淘洗时常漂浮于水面，中医称之为"浮小麦"，味甘咸，性凉，具有镇静、生津液、养心气、止盗汗等功用，对体质虚弱的中老年人，或是妇人产后体弱多汗、盗汗者最为有益。麦麸为小麦磨取面粉后筛下的种皮，性凉味甘，具有浮小麦一样的止虚汗作用，如李时珍所说："麸乃麦皮也，与浮麦同性，而止汗之功次于浮麦。"

另一种中医常用到的小麦是"淮小麦"，淮小麦是种植在江淮地区的小麦，是小麦的一种。淮小麦具有养心益肾、和血健脾、除烦止血、利小便、润肺燥等功效，因而格外受到中医的青睐。

面筋为小麦面和麸皮入水揉洗后所获得的胶黏状物质，性凉，味甘，具有宽中益气、养血、解燥热、止烦渴的养生功效，李时珍称之为"素食要物"。

面粉是小麦加工后的产物，富含蛋白质、维生素、矿物质、脂肪和碳水化合物。小麦分为春小麦和冬小麦，其中冬小麦在深秋下种、初夏收获，是得坤土之气较多的作物，所以冬小麦所制的面粉补脾效果好于春小麦。

下面介绍几个小麦的养生食谱：

1. 养心宁神的甘麦大枣汤

用甘草 50 克，淮小麦 30 克，去核大枣 10 枚。一起放入锅内加水煮沸之后即可饮用。此方出自《金匮要略》，具有养心安神、滋阴养脏的功效。更年期的妇女如出现心不在焉、睡眠不佳、经常失眠、常流泪、易激动、心慌等症状，饮用甘麦大枣汤症状可以有所缓解。

2. 治腹泻的炒面

干面粉放在铁锅内炒至微黄后盛出，就是炒面，此方出自《饮膳正要》。炒面具有健脾温阳益气的作用，《本草纲目》中记载"每以方寸匕入粥中食用，能疗日泻百行，师不救者"，喝粥的时候加入一两勺炒面粉，可以治疗严重的腹泻。

注意：阳气过盛，或有胃热的人不宜食用炒面，否则阳热更盛，会导致皮肤表面干燥起皮，甚则便秘。

由于国家对面粉名称的命名没有什么严格规定或标准，商家可以随便起名，形成面粉种类繁多的局面。我们在超市能见到诸如精粉、特精粉、饺子粉、馒头粉、超级家庭粉等名目的面粉，一般人很难分清其中的差别，因此再给大家科普一下面粉的分类。

1. 高筋面粉

高筋面粉又称精粉、一等粉或强筋面粉。其蛋白质和面筋含量高，非常适合在烘焙中做面包原料来使用，因此也叫作"面包面粉"。

2. 中筋面粉

中筋面粉就是常见的面粉，又称标准粉，适合制作包子、饺子、油条等。一般没有特殊说明的面粉，都应该是这种中筋面粉。

3. 低筋面粉

低筋面粉又称弱筋面粉，其蛋白质和面筋含量低，非常适合制作蛋糕、饼干等松散酥脆没有韧性的点心。

4. 全麦面粉

全麦面粉是由整粒小麦磨制而成，包含胚芽，大部分麸皮和胚乳。麸皮和胚芽中含有丰富的蛋白质、纤维素、维生素和矿物质，具有较高的营养价值。全麦面粉的颜色略黑，口感也较粗糙，但营养价值却比其他种类的面粉高出一筹。

5. 富强粉

富强粉是在普通面粉的基础上，精炼而成的面粉，粉末更精细，颜色更洁白。富强粉筋度较高，与高筋面粉类似。1949 年以前，中国面粉分 1、2、3、4 号粉。20 世纪 50 年代初，逐步取消原有的牌号，统一改为一、二、三等粉，分别定名为富强牌、建设牌、生产牌，质量分别相当于原来的 2、3、4 号粉，富强粉因此得名。富强粉是小麦种子最核心的部分磨出的面粉，这种面粉价格偏高，口味也好，但营养价值相对全麦粉低了很多，在 20 世纪 80 年代，算是比较奢侈的食品。

6. 预混粉

预混粉是按照焙烤产品的配方将面粉、糖、粉末油脂、奶粉、改良剂、乳化剂、盐等预先混合好的面粉。蛋糕预混粉、曲奇预混粉、松饼预混粉就是此类。对于经验不足，而又希望一展厨艺的人来说，这实在是他们的福音。

7. 自发粉

自发粉属于预混粉的一种，是在普通面粉中添加了适量的食用化学疏松剂、酵母或盐（具体成分需要看产品说明书）。自发粉在使用时，可大大缩短面团的醒发时间，适合制作馒头、包子、花卷等面食。我自己不喜欢用自发粉，一般也不推荐别人使用，因为在面粉中调和进盐、酵母之类的东西并不费事，而且自发面粉在储存一定时间后，其中的泡打粉会程度不等地失去效用。此外，很多糕点在制作时需要加盐，而自发面粉里已经有了盐，究竟应否再加盐和再加多少就是一件颇费脑筋的事情。事实上，家庭自制的话，面粉加酵母完全可以满足发面的要求，虽然可能卖相差一点，但是毕竟健康才是我们的第一追求。

8. 雪花粉

雪花粉，一般指两种东西。一种是马铃薯加工后得到的一种食品原料，主要应用于速冻食品、膨化食品、面包、鱼饵、快餐食品、婴儿食品等；另一种是我们在面粉架子上看到的"雪花粉"，这种面粉跟普通的面粉没有任何区别。

第三节　真实的木耳

在云南的时候看到酒店里有卖木耳的，旁边牌子上介绍了一个孝女耳朵变木耳的故事，感动得差点落泪。回北京后，在一个小饭馆吃到非常美味的木耳，和老板聊天，听他讲了另一个关于木耳起源的凄美的爱情故事。庆幸在云南我没有落泪，否则不是哭错故事了吗？当然，第二个故事是否正宗也十分可疑。

其实，大凡中国起源的东西往往需要有一个古代的依托才好。因为大家普遍的想法是，随着时代的发展，我们离曾经的上古时代越来越遥远了，因此，世间万物上至"大总统"，下至"挑粪桶"，但凡想要说明自己尊贵的，都需要追溯历史根源。这其中的方式或者是能自证出身正统，或者是通过拜师等途径而被纳入正统门下，所谓"世俗之人，多尊古而贱今，故为道者必托之于神农、黄帝而后能入说"，大概就是这个道理。否则即便如孙悟空这样神通广大的，如果不被唐僧接纳也只有接着被压五指山下的份儿。

黑木耳作为东方特有的食品，具有重要的营养和医疗价值。《本草纲目》等历代本草著作对黑木耳均有论述，认为黑木耳虽性平力缓，但却不腻不躁，可常服久用，具有补气养血、活血美颜等重要功效。现代研究表明，木耳含有人体必需的八种氨基酸、维生素和丰富的胶质，对人体消化系统有良好的清润作用，具有抗凝血、抗血栓形成、提高免疫功能、调节血脂、抗动脉粥样硬化、降血糖、延缓衰老、抗溃疡等广泛的作用。

另外，值得一提的是黑木耳中丰富的植物胶原和多糖胶体有良好的清肺功能，经常在雾霾天气里生活的都市人群，平时多吃点木耳也是非常有必要的！

不过，需要注意的是，黑木耳较难消化，并有一定的滑肠作用，故脾虚消化不良或大便稀烂者一定要慎重食用。当然，这也可以算是便秘患者的一个福音。

黑木耳产地主要分布于黑龙江、吉林、福建、浙江、湖北、广东、广西、四川、贵州、云南等地。黑木耳的子实体在适宜生长的温度范围内，温度越高伸展生长速度越快，长出的耳片色淡、质薄；温度越低，伸展生长速度越缓慢，形成的耳片色黑、肉厚。所以，北方的木耳比南方的木耳质量好，春秋季生发的木耳比夏季伏天的质量好。

木耳虽然是好东西，挑选起来却是很麻烦的一个事情，各种攻略上关于挑选时"看、捏、闻、尝"的方法极尽其详，我就不啰唆了。

第四节　五果中的养生

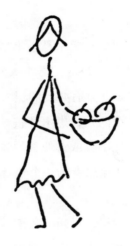

　　夏季香甜可口的各色水果开始轮番登场，这些水果各有什么营养成分，怎么样吃更健康呢？《黄帝内经》云："五谷为养，五果为助，五畜为益，五菜为充。"其中的五果为栗、桃、杏、李、枣。《黄帝内经·灵枢》中描述，"五果：枣甘、李酸、栗咸、杏苦、桃辛"。

　　五果是生命机体活动的营养补助。"五果"含有丰富的维生素、微量元素、食物纤维和植物蛋白质，是生活中的健康之源。

李为"肝之果"。李子味甘酸,性凉,能促进消化、清肝利水、降压镇咳、辅助治疗骨关节间的劳热,唐代名医孙思邈评价李子时曾说:"肝病宜食之。"李子的悦面养容之功十分奇特,经常食用鲜李子,能使颜面光洁如玉,对汗斑、脸生黑斑等有良效,实为美容养颜不可多得的天然精华。此外,李子富含膳食纤维,能促进胃酸分泌,帮助消化。但是,李子含有较高的果酸且性寒,每天不宜多吃,过量食用容易引起胃痛,脾胃虚弱者更应该少吃一点。

杏为"心之果"。杏味甘酸,性温,归肺和大肠经,具有润肺、止咳定喘、生津止渴、清热解毒的功效,可用于胃阴不足之口渴咽干等症。杏是较好的抗癌食物,多个长寿地区均有食杏的传统。民间有谚语"端午吃个杏,到老没有病",也说明了其药用价值。杏仁是止咳平喘的常用药物,也是世界上最大众化的食用果仁。苦杏仁主治咳逆上气;甜杏仁又名巴杏仁,为滋养缓和性止咳药,主治咽干、干咳。此外,杏仁还有活血、解毒、杀虫等功效,但杏仁有小毒,食杏仁切不可过量。另外,杏性温,也不宜多食,多食可致膈热心烦,或生痈疖,平素体内有热者慎用,所谓"杏伤人"就是这个意思。

枣为"脾之果"。红枣味甘,性温,入脾胃经,有补中益气、养血安神、缓和药性的功效。现代药理研究发现大枣是一种药效缓和的强壮剂。大枣维生素含量非常高,有"天然维生素丸"的美誉,常食大枣可治疗身体虚弱、脾胃不和、贫血消瘦等。我常常看见人们用红枣泡水或者熬粥，但是并不是所有人都适合吃大枣。大枣味甘，偏滋腻，对于儿童或者脾胃虚弱的人并不适合，吃多了反而会碍脾。有些女性喜欢在经期煮大枣水喝，这样会导致月经量增多，对身体不利。对于咳嗽痰多者或痰湿体质的人来说，吃大枣后容易生痰生湿。对于一般人来说，用红枣熬粥的话，每餐 3 ～ 5 个即可，而且宜先喝粥后吃枣。

桃为"肺之果"。在果品中桃以其果型美观，肉质甜美被称为"天下第一果"。桃味甘酸，性温，有养阴生津、润肠通便的功效，主治胃阴不足之口中干燥、肠道燥热、大便干结难解，久吃还能起到美容养颜的功效。久病大病之后气血亏虚、面黄肌瘦、心悸气短之人，桃子是理想的辅助食物。古人更把桃子称为仙桃，并有"桃养人"之说。桃子的产地很多，但最有名的当属产于山东肥城的水蜜桃，因其果实肥大、肉质细嫩、汁多甘甜、香气馥郁、外形美观，被称为"群桃之冠"。

栗为"肾之果"。栗子属于一种干果，一般在初秋上市。栗子味甘，性温，能厚胃肠、补肾气，有养胃健脾、补肾强筋、活血消肿等功效。栗子的补益功效虽好，但由于生吃不易消化，熟食又会滞气，所以一次不宜贪食过多，以免影响食欲。最好在两餐之间，闲极无聊的时候把栗子当成零食，或做在饭菜里吃。李时珍则建议"用栗子和猪肾煮粥，久服必健"，不妨一试。

　　总之，夏季的水果琳琅满目，色泽鲜艳，味道甘美，但吃什么都要有节制，掌握好"小吃怡情，大吃伤身"的原则就没问题了。

第五节　美食起居防春困

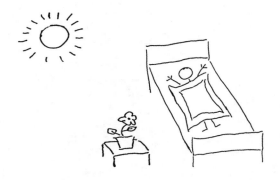

在春天，很多人都感到白天困倦欲睡，这就是所谓的"春困"。

春天阳气升发，万物复苏，人体的清阳之气也顺势升腾，表现为生机勃发之态。此时，血脉舒张，腠理开泄，周身血液循环旺盛，导致大脑的血供相对减少。血液具有营养脏腑、维持精神的作用，所以这时就会出现昏昏欲睡的感觉。另外，春分之后，昼长夜短，人们睡眠时间相对减少，也容易感到困倦。因此，春困是人体的正常现象。

春困会出现困倦、疲乏、头昏等症状，影响了日常工作和生活，我们可以通过饮食起居的一些调节，尽量减少春困的发生。

1. 饮食

解决春困的关键是要补充阳气，多吃些健脾的食物，如山药、南瓜、马铃薯、芋头等。不宜吃辛辣、煎炸烤的食品，以及酒、火锅等热性食物。下面为大家推荐两款春季养生药膳，味道和卖相都是不错的。

（1）芡实薏米粥

材料：芡实 100 克，薏米 100 克，大米 100 克。

做法：将芡实和薏米用清水浸泡 2 小时左右，完全浸透后，与大米一同放入锅中，小火煮 1 小时左右，出锅即可食用。

养生功效：此粥化湿健脾、排毒祛邪、益肾固精，适合春季服用。由于薏米性寒，如果是脾虚者食用，可先把薏米炒一下，这样健脾效果更好。

（2）三花美颜饮

材料：玫瑰花 3 克，白菊花 3 克，绿萼梅 3 克，薰衣草花蕾 1 克，柠檬 1 片。

做法：将玫瑰花、白菊花、绿萼梅和薰衣草花蕾置于杯中，加入柠檬片，开水冲泡后代茶饮。

养生功效：这一饮品具有健脾舒肝、祛斑解毒、安神和血的作用，非常适合爱美的女性服用。

注意：本品有活血的作用，孕妇慎用。

2. 起居

参加体育运动，可以增加神经系统的兴奋性。通过运动，一方面，人体可吸取自然的阳光之气，以充养自身阳气；另一方面，运动有助于气血的运行，肌肉四肢的舒展，让身体和大脑都兴奋起来，对缓解"春困"有极好的效果。因此，春天应当保持适当的户外运动，如跑步、踢毽子、放风筝等都是不错的选择。

此外，经常按摩四神聪穴、神门穴和三阴交穴，也可以起到健脾养血、调补肝肾的作用，对缓解"春困"有较好的效果。

但是值得注意的是，一些"春困"是抑郁症、糖尿病、心脏病、脑血管病的先兆，对于这种情况应及时去医院检查确诊。

第六节　春季巧食去积热

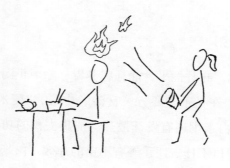

　　不少人一到春天就出现口舌破溃、大便秘结、咽痛发热等火热症状，这是怎么回事呢？其实，这是"积热"在内不得外发的表现。主要是因为冬季阳气潜藏，人们为了躲避严寒，往往喜欢加衣近火，进食羊肉之类的温热食品，使得气血运行缓慢，导致热郁体内。春季阳气生发，体内积热相随，表现在人体就容易出现口舌破溃、大便秘结、咽痛发热等郁热外散的症状。

　　清除体内积热是春季养生的重中之重，合理膳食则是去除积热的重要方法。药膳是中国传统饮食和中医食疗文化相结合的产物，是在中医理论指导下，利用"药食同源"的原理，将中药与食物共同烹调成美味佳肴。药膳既将药物作为食物，又将食物赋以药用，药借食力，食助药威，二者相辅相成，相得益彰。药膳既有较高的营养价值，又可防病治病、保健强身、延年益寿。

下面分享几个我自己在临床上经常使用的几种清积热的药膳。

1. 白米粥

白米粥，味甘性平，能补脾养胃、除烦止渴。唐代医药学家孙思邈在《千金要方·食治》中说，"粳米能养胃气、长肌肉"。白米粥还有发汗散热、清热去积的功效，对于食积引起的胃口不佳、便秘等有不错的疗效。白米粥最宜早上空腹喝，清晨一碗白粥，既能振作已经休息一夜的肠胃，又不会给脾胃带来过重负担。《本草纲目》中引《粥记》云："每日起，食粥一大碗，空腹胃虚，谷气便作，所补不细，又极柔腻，与肠胃相得，最为饮食之妙诀也。"

2. 竹叶甘草饮

淡竹叶 15 克，甘草 9 克，加清水 1000 毫升浸泡 1 小时，煮沸 15 分钟，取汁饮用。竹叶能退虚热，治烦躁不眠，止烦渴；甘草和中益气，补虚解毒；两者合用，共奏清热解毒、宁心安神之功。竹叶甘草饮对心火积聚不得外发，转而扰乱心神，表现为面赤口渴、尿黄便干、舌尖红绛，或见肌肤疮疡、红肿热痛、心胸烦热、夜不成眠的患者有效。

3. 甘荷白菊汁

干薄荷 9 克，白菊花 9 克，沸水 200 毫升冲泡，加盖焖 10 分钟，加入白萝卜汁 50 毫升，甘蔗汁 20 毫升，混匀服用，每日 3 次。薄荷味辛，能发散；凉，能清利。菊花久服利血气，养目去盲。白萝卜除疾润肺，解毒生津。甘蔗，其浆甘寒，能泻火热。四物合用有清肺泻热、疏肝降逆、宣肺化痰、开窍明目、开郁安神之效。甘荷白菊汁对于热郁于肺所致的咳嗽、痰稠色黄、气喘息促、口渴、烦躁不安、大便干结者，或酒食过度、烦热面赤、呕逆少食者，或情志不遂、熬夜所致肝经气血不畅、郁而化火，症见头晕胀痛、面红目赤、口苦口干、急躁易怒、失眠多梦者均有效。

另外，饮食有节，起居有常，劳逸结合，多吃蔬菜、水果，忌吃辛辣油腻食物，多饮水或喝清热饮料，可以帮助体内积热清泻，达到清热排毒的目的。

第七节　应季水果时间表：在正确的时间吃正确的水果

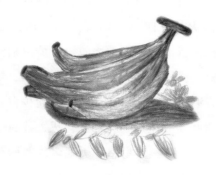

　　每次去市场买菜，都要经过一片水果区，我发现一个有趣的事，卖草莓的似乎一直在卖草莓，卖西瓜的也好像一直在卖西瓜。不过遗憾的是，这些水果的味道不再像很多年前的那么鲜美了。冬天酸甜可口的柑橘，夏天的沙瓤大西瓜，貌似都永远留在回忆里了。

　　这段时间整理实验数据，画了不少表格，突然想起《时病论》说："昔贤谓冬应寒而反温，非其时而有其气，人感之而即病者，名曰冬温是也。"按照这个理论，水果当应时而吃，是很必要的。于是按照画三线表的习惯，我把各个水果该出现的季节整理了一下，顺便也捋了一下我爱吃的几种干果。表 8-1 中标深色的指水果的应季月份，适合大吃特吃；标浅色的指虽然该月份不是应季水果，但由于水果本身适合保存等特性也可以吃；空白的地方视个人情况而定。表 8-1 是按照北方时令制作，南方的水果可自行补充。表中 1 ～ 12 指月份。我不是植物专家，可能有的水果的应季月份不够准确，欢迎读者指正。

表 8-1

种类	1	2	3	4	5	6	7	8	9	10	11	12
苹果	□	□	□	□	□	■	■	■	■	■	■	■
杏子					■	■	■					
李桃						■	■	■				
梨	■	■	■						■	■	■	□
牛油果	■	■	■	■								
黑莓						■	■	■				
蓝莓						■	■	■				
波森莓						■	■					
仙人掌梨								■	■	■		
释迦果	■	■	■						■	■	■	■
樱桃					■	■	■					
香橼	■									■	■	■
斐济果	■	■	■							■	■	■
无花果						■	■	■	■	■		
葡萄柚	■	■	■	■						■	■	■
葡萄							■	■	■	■	■	
番石榴	■	■	■							■	■	■
枣	□	□	□						■	■	□	□
奇异果	■	■								■	■	■
金橘	■	■	■								■	■
柠檬	■	■	■	■	■	■	■	■	■	■	■	■
青柠					■	■	■	■				
枇杷				■	■	■						
柑橘	■	■	■	□						■	■	■
甜瓜						■	■	■	■			

续表

种类	1	2	3	4	5	6	7	8	9	10	11	12
桑椹												
油桃												
橄榄												
橙子												
桃子												
柿子												
李子												
杏李												
石榴												
柚子												
温桲												
覆盆子												
草莓												
泰莓												
荔枝												
杨梅												
香蕉												
西瓜												
菠萝												
杏仁												
栗子												
花生												
胡桃												
开心果												
核桃												
榛子												
松子												
葵花籽												

从表 8-1 可以看出，很多水果具有明显的季节性。众所周知，得益于科技的发展，我们可以轻松吃到反季节水果，譬如吃西瓜就完全不必等到夏季，任何季节随便哪个水果店都能买到两种以上的西瓜。北方冬天吃到的西瓜很多都来自

遥远的南方，为了方便长途运输保存，这些西瓜未及成熟就被收获、冷藏，上市之前再人工催熟一下，这个冷热错杂的过程自然会大大降低西瓜的营养价值和口感。反季节水果中的一些营养成分如维生素 C、叶酸和胡萝卜素等会在储存过程中迅速下降。同时，反季节水果的长途旅行费用、储存空间费用和损耗等都得一笔笔折算成现金，价格高昂，然后转嫁给消费者。

有的反季节水果倒是不必长途运输，可以在本地大棚种植，比如草莓，本来是 5 月成熟，现在春节前后各种草莓让人眼花缭乱。但是人"秉天地之气而生，法四时而成"，人与自然界是一个统一的整体，自然界有春温、夏热、秋凉、冬寒的变化，咱们的活动也应顺时而为。日常生活中"五谷为养，五果为助，五畜为益，五菜为充"，各种应季水果恰好也是我们应时所需的。比如夏天的水果多清凉，冬天的水果多温热就是这个道理。冬天吃夏天的水果，违背了身体应该顺应节气的规则，可能对身体造成负担。像柑橘维生素 C 含量高，能够有效预防冬季感冒之类。顺应节气吃水果对身体有益的研究不计其数，这也从另一个角度说明，自然界其实早就帮我们设置好了规则，只要应时而动就可以了，正所谓"无为而无不为"。

总之，吃时令水果既对健康大有裨益，还能节约成本，两全其美。

第八节　水果药铺

　　从古至今，通常有重大事件发生时，人们都习惯做点有仪式感的活动，以示纪念。譬如汉高祖刘邦斩白蛇起义，留下了"汉祖起丰沛，乘运以跃鳞"的美谈；林冲为了上梁山纳投名状；传统的歃血为盟，即为了表示诚意，举行仪式，杀牲口，并口含牲畜鲜血，以示如违约背叛盟友，将遭神的制裁，命如此牲。以上种种都充满了庄严的仪式感。

　　情同此理，生病就医在很多时候也是一件大事，我自己看的很多患者就是第一次进医院。当然药物的味道也绝对让人永生难忘，"良药苦口"哇！

　　我当医生的头几个月既不是陪老专家随诊抄方，也不是给领导斟茶倒水，而是在药房结结实实地抓了几个月的中药。当时看着满屋子几百种中药就想：这么多药难道就配不出好吃可口的味道么？毕竟，甜也是中药五味之一啊！结果发现，配的汤药不是苦，就是酸，或者辛辣，或者既苦且酸又辣，总之和小鸡炖蘑菇不是一个原理。

　　其实药食同源，比如山药既能充饥也能健脾补肾，最不济的落水鹅也有"捉鹅医肚饿"的功效。大抵好吃的自然都算作食物，不好吃又不得不吃的就只好在生病时作药物了。

既然食物和药物同出一源，那么水果作为食物中的精华自然也有治病强身的作用。这一点，古人早有认识。唐朝的药物手册《唐本草》上记载，香蕉味甘性冷；《本草纲目》中记载，樱桃甘、涩，热，无毒，具有健脾调中、美颜嫩肤的作用。至于其他很多水果，在历朝历代的典籍中也比较具体地记载了性味功效和主治。因此，如果把水果铺里的水果好好组织规划一下，再配合使用一些蔬菜，就可以按照中医君臣佐使的原则拟定水果药方来治疗疾病了。

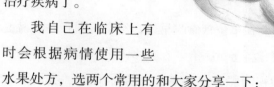

我自己在临床上有时会根据病情使用一些水果处方，选两个常用的和大家分享一下：

苹果1个，香蕉半个，葡萄6粒，大枣2枚，榨汁，有养心安神、解郁除烦的作用。

绿苹果1个，柠檬1个，芹菜6条，榨汁后加蜂蜜1勺，有润肠通便、排毒美颜的作用。

不过，由于水果有比较明显的季节性，而且也不太容易保存，所以这种水果处方最好随配随吃，不宜久置。另外，每个人作为独立的个体都有其独特性，所以最好在中医辨证论治理论的指导下，根据实际情况进行个体化的定制。

第九节　蛋黄不必扔，胆固醇也很有用

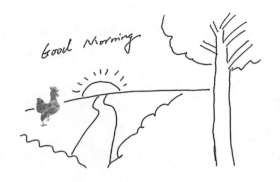

　　我早晨一般会在单位食堂吃早饭，经常看到有人吃鸡蛋的时候只吃蛋清，将蛋黄丢弃。在很多人的认识中，蛋黄中的胆固醇一直被视为邪恶大 BOSS。提到胆固醇，我们脑海中直接联想到药物、心脑血管病发作和猝死。

　　胆固醇其实是身体非常重要的一个物质，是细胞膜的重要组成部分，也被用来制造类固醇激素，如睾酮、雌激素和皮质醇。如果胆固醇水平过低，往往会导致皮质激素合成减少，从而导致应激能力减弱，免疫力降低，缺乏必要的抗病能力；或者导致性激素合成减少，影响正常的性功能。

　　实际上人体内的胆固醇有两种来源，一种是外源性的胆固醇，也就是吃进去的胆固醇，如动物脂肪、内脏、蛋黄

等；一种是肝脏自己生产的内源性胆固醇。如果外源性胆固醇过多，肝脏生产的胆固醇就会自动减少；反过来，如果外源性胆固醇很少，为了不让人体缺少胆固醇，肝脏生产的胆固醇就会增多。外源性的胆固醇占的比例不到30%，机体自己生产的胆固醇则占 70% ～ 80%。

事实上，引起胆固醇偏高的原因有很多，并不是吃蛋黄这一个因素造成的，长期服药、营养不良、运动太少、熬夜、精神压力过大都会引起胆固醇偏高。因此，我们常见的吃素人群中，胆固醇含量高的人也不少。

所以，蛋黄对胆固醇水平的影响其实很微弱。

第十节　吃鸡蛋
是一种健康生活方式

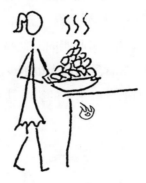

上一节介绍了蛋黄对胆固醇的影响，考虑到读者们可能会有怀疑，这一节我将进一步解释清楚。

多年以来，一直有人建议限制食用鸡蛋，或者至少别吃蛋黄，如果确实馋急眼了的话，每天最多吃 1 个鸡蛋。相信这样的建议很多人都有耳闻。

究竟这样的建议能不能站住脚呢？事实上，这其实是个没有太多科学数据支持的说法。毫无疑问，鸡蛋是地球上最有营养的食物之一。试想一下，一个完整的鸡蛋必须包含所有的营养需要，才能把一个单一的细胞转化成一个完整的鸡。由此看来鸡蛋实在是天上人间营养性价比最高的食物了。

与上面的传闻相反，目前有一些优秀的研究，可以让大家，尤其是吃货们，放松警惕了。研究的过程比较复杂，在此不一一赘述了。重要的是结论：和不吃鸡蛋的人比较，每天吃 1 ～ 3 个鸡蛋的人群中，总胆固醇水平和低密度脂蛋白水平通常不会改变，有时略有升高，而有益健康的高密度脂蛋白水平则会显著上升。因此，每天吃 1 ～ 3 个鸡蛋是非常有助于保持健康的。

鸡蛋的好处远远不止这些。大家别忘了，鸡蛋里可不仅仅是胆固醇啊，它还含有大量营养物质，带来的好处绝对不胜枚举。

蛋黄中含有大量卵磷脂。卵磷脂能降低血脂，清除血管壁上沉积的胆固醇，还能保护肝脏。蛋黄中的脂肪以单不饱和脂肪酸为主，其中一半以上正是橄榄油的主要成分——油酸，这对预防冠心病有益。维生素也大都集中在蛋黄当中。蛋黄中有宝贵的维生素 A 和维生素 D，还有维生素 E 和维生素 K，这些都是"脂溶性维生素"。水溶性的 B 族维生素，绝大多数也存在于蛋黄中。而蛋黄之所以呈浅黄色，就是因为它含有核黄素。核黄素可是预防烂嘴角、舌炎、嘴唇裂口等疾病的关键。

相关的研究还表明：吃鸡蛋的人患心脏病的几率并不比不吃鸡蛋的人高；至关重要的是，吃鸡蛋的人患中风的风险会显著降低。另外，鸡蛋还能降低眼睛黄斑变性和白内障的风险；增加大脑营养，预防老年痴呆；增加肌肉质量，营养骨骼等。但是，有一点值得注意：糖尿病患者吃鸡蛋患心脏病的风险会增加。

还有一个让爱美的姑娘们尖叫的研究结论：鸡蛋可以增加饱腹感。这一结论对奋斗在减肥之路上的人们来说绝对是个好消息。

另外，鸡蛋的味道惊人的鲜美，而且易于加工，煮鸡蛋远比炖排骨来得方便。我记得上大学坐绿皮火车时，茶叶蛋是站台小车必卖的食品。至于小时候春游时，书包里的五香蛋更是出行必备品！

总的来说，每天吃 1 ～ 3 个鸡蛋是非常健康的生活方式。超过 3 个鸡蛋当然也不一定不健康，只不过目前没有开展相关的研究。不过，我记得之前看 NEJM（新英格兰医学杂志）报道过一个 88 岁老人，每天吃 25 个鸡蛋仍然保持很好的血脂水平和健康状态，有兴趣的话，可以自己搜一下。

我再啰唆一句吧：鸡蛋最健康的吃法是白水煮着吃，因为过油以后鸡蛋的营养保健价值会大打折扣，甚至反转。

第十一节　中成药很安全吗

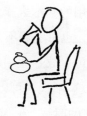

中成药一定全？

　　最近到朋友家，看见两个大抽屉，满满的全是药。原来这个兄弟也是节俭惯了的，平时生病吃剩下的药有意无意地储存了不少。我就很好奇，存这些药到生病时还知道吃哪个吗？他的回答相当经典："这可是中成药，有病治病，没病强身。"我当时就给了他一后脑勺，按照禅宗的话应该叫"棒喝"。

　　其实，我们周围很多人都认为，自己没事吃几丸中成药可以强身健体。在各种 DIY 养生节目的催化下，自己在家就知道吃什么药已然成为一种常规方式。我就经常听周围一些养生达人说，孩子常吃山楂丸胃口好，春季吃板蓝根预防感冒，云云。而对于肾虚的人来说，六味地黄丸更是居家生活必备的佳品。至于声称含有冬虫夏草、阿胶之类成分，以保健品面目出现的中成药制品，更是把一众刚富裕起来且渴望健康长寿的群众整得五迷三道的，尽管很多商品里的有效成分含量十分之可疑。

中成药的历史悠久，应用广泛，大量研究和临床实践表明，在合理使用的情况下，中成药的安全性确实是较高的。但是，中成药也是药，它的作用机理是以偏纠偏，因为药物的两重性是药物作用的基本规律之一。所以，中成药既能起到防病治病的作用，也可引起不良反应。

那么家里是否可以放一些中成药呢？毫无疑问，放肯定没问题，但是，"放"不代表可以随便吃。吃药一定要对证，拿不准具体什么证的时候，一定要去看医生。举个最简单的例子，感冒通常分为风寒、风热、暑湿等证型。而感冒清热颗粒适用于风寒感冒，双黄连口服液适用于风热感冒，藿香正气水适用于肠胃型感冒和夏季暑湿感冒。如果本来是风寒感冒，应该吃感冒清热颗粒或者喝碗热粥发发汗，结果把清热解毒的双黄连口服液吃下去，那可就是釜底抽薪了。再比如经常见到的阿胶膏，确实有补血滋阴的功效，但是这个阿胶膏性质比较滋腻，脾胃虚弱的人服用后，会出现食欲不振、胃部饱胀、厌食等症状，长期服用反而面黄肌瘦，损害身体健康。

至于朱砂安神丸、牛黄解毒丸、六神丸、安宫牛黄丸、喉症丸之类的中成药本身就有一定毒性，不合理服用很有可能中毒。

另外值得注意的是，一些中成药本身虽然比较安全，但是一旦和其他药物联合使用，由于药性相反就有可能产生毒副作用。比如桂附地黄丸含乌头类药物附子，而桂龙咳喘宁胶囊、蛇胆川贝枇杷膏含半夏，川贝枇杷膏、橘红丸等含贝母，乌头与半夏和贝母是经典的反药，所以桂附地黄丸与这些药联用时风险是非常高的。而中成药与西药一起用，比如，山楂丸与磺胺类抗生素一起吃，则会引起结晶尿、血尿或尿闭等不良反应。

总之，谨记"是药三分毒，服用须谨慎"的道理。中成药也是药，没事不要随意吃，有病要及时去医院就诊。按照各种养生节目吃药出了问题的话，导演肯定不负责，保不齐这个导演是个临时工呢？另外，身体不适及时到医院就诊是硬道理。

第十二节
安宫牛黄丸，包治百病

有一天门诊的时候，来了个老大娘，很神秘地从包里掏出一个精致的六角形盒子，说："陈医生，你看，我这个安宫牛黄丸是 1993 年之前的，值一万多呢……"我赶紧起身施礼："大娘，您太客气了！"同时，双手暗中运气，紧紧按住小盒子，眼看一万块要到手了，心中响起了歌声"多么温暖，多么慈祥，把我们的农奴心儿照亮"。没想到老大娘也是个练家子，双手一翻，迅速抢回了小盒子，护在胸前，"我想问问您，这个药什么时候吃合适？""哦，这个么……"

关于安宫牛黄丸的问题，几乎每天都有人通过各种途径来询问。这倒也没什么奇怪的，安宫牛黄丸作为"温病三宝"之一，是中药中的战斗药，是中医学中最负盛名的急症用药，在中风的一些证候的治疗中具有良好的临床疗效，受到古今医家的重视。

安宫牛黄丸出自清代医家吴鞠通所著的《温病条辨》，其药物组成本身也比较独特，主要有：牛黄、郁金、犀角、黄连、朱砂、梅片（冰片）、麝香、珍珠、山栀、雄黄、黄芩，加入蜂蜜为丸，每丸一钱，金箔为衣，蜡护而成。这明显有别于一般草药为主要成分的中药丸，而且这个金箔真的是纯金压制而成。

再看《温病条辨》对于安宫牛黄丸的组方特点分析："此芳香化秽浊而利诸窍，咸寒保肾水而安心体，苦寒通火腑而泻心用之方也。牛黄得日月之精，通心主之神。犀角主治百毒，邪鬼瘴气。珍珠得太阴之精，而通神明，合犀角补水救火。郁金草之香，梅片木之香，雄黄石之香，麝香乃精血之香，合四香以为用，使闭固之邪热温毒深在厥阴之分者，一齐从内透出，而邪秽自消，神明可复也。黄连泻心火，栀子泻心与三焦之火，黄芩泻胆、肺之火，使邪火随诸香一齐俱散也。朱砂补心体，泻心用，合金箔坠痰而镇固，再合珍珠、犀角为督战之主帅也。"

安宫牛黄丸是不是就包治百病呢？其实，在安宫牛黄丸的说明中，关于它的适应证非常明确：一个是高热，一个是神昏。高热的意思就是腋下体温大于或等于39.1℃。神昏，就是神志昏迷不清，或全然不知，也就是昏迷的意思。那是否一昏迷就要用安宫牛黄丸了呢？由于安宫牛黄丸具有清热开窍、豁痰解毒的功效，因此临床多用来治疗中风属于阳闭证的患者，也就是昏迷伴有面红身热、口臭、大便秘结、舌苔黄腻、脉象弦滑的患者。对于属于中风阴闭证的患者，如果误吃了安宫牛黄丸的话，效果大概和冬天吃冰棍差不多。

所以，如果身边有人昏倒，最好还是送医院在医生的指导下进行诊治。至于看到一些机构有定期吃一粒安宫牛黄丸可以有病治病、无病强身的宣传海报，实在是荒诞。

另外一个问题，为什么1993年以前生产的安宫牛黄丸这么珍稀呢？因为在1993年之前，安宫牛黄丸中使用的是犀牛角和天然牛黄，但是1993年我国加入的《濒危野生动植物种国际贸易公约》中，禁止捕杀犀牛和进行犀牛角贸易，所以此后的安宫牛黄丸都是改用水牛角来代替。天然牛黄由于稀缺，不能满足需求，也逐渐改为人工牛黄代替。虽然成分类似，但是水牛角和人工牛黄的药效都与天然产品存在一定差距。1993年之前产的安宫牛黄丸因此身价倍增。不过，购买1993年之前的安宫牛黄丸存在两个风险：一是目前我还没听说哪个正规药店或医院在售卖1993年之前生产的安宫牛黄丸。而网上出售的所谓1993年前的安宫牛黄丸，虽然不排除有真货的可能性，但是由于买家不能现场找到正在中风的患者来鉴别，所以受骗上当的可能性极大。二是即使买到了真的安宫牛黄丸，但是由于中药也有保质期，中成药一般是2～3年，安宫牛黄丸虽然是神药，但是现在二十多年过去了，药物是否依然有效是非常可疑的，如果药物已经失效了，那么是否会产生一些毒副作用则是更大的问题。

安宫牛黄丸并不能包治百病，而且由于保质期等问题的限制，花巨资购买安宫牛黄丸在家里长期珍藏的意义并不是很大。当然，如果是用来镇宅辟邪的话，那就另当别论了。

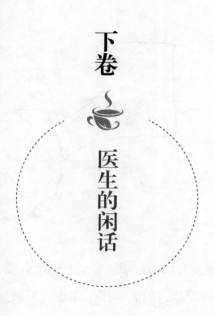

下卷

医生的闲话

第一节　集体练过狂草的医生

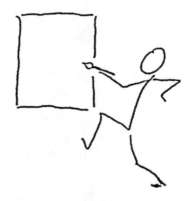

前几天跟朋友聊起写字的事情，想起小学的时候，有一次因为字写得潦草，被老师撕了本子，当时她一边撕一边骂："你是医生啊！"很多年后，依然深深佩服老师识人于微，堪比秦穆公举百里奚于市。

由于受到老师的鼓励，我的狂草一发而不可收，到大学毕业的时候已臻化境。毕业前和同学互相写本子留言，给一个同学留言后没一会儿，人家回来了，说看不懂，问都写了什么？我接过本子看了一会，大怒："你咋不早点来找我？"时间太长，我也不认得都写了什么。

上学的时候一直以为自己的狂草属于另类，等到了医院才发现，我们来自五湖四海，是为了一个共同的字体，走到一起来的，大家的狂草是一个比一个帅。当时最佩服的是药房老大哥们，甭管什么字，他们都能准确无误地取出药来。

后来，听说有的医生为了防止患者在院外取药而有目的地练习狂草的说法。但是这几年电子处方普及了，患者不必因为不认识字而必须在医院取药了，可是医生的字依旧狂得飞上天。倒是药师的基本功不断退化，偶尔有个手写处方，他们竟然电话不断地询问，确实应了用进废退的道理。

其实，医生的狂草除了像我这样有童子功的，大多是因为紧张的工作逼的。我从早晨8点到12点，240分钟，门诊限号33个（当然我的最高纪录曾达到半天110余个，真是鬼才知道是怎么熬过来的），就算30个吧，那么平均8分钟一个，中间还不能喝水、上厕所。如果有患者拿着外院的一堆病历和检查报告来，那感觉就和读一本小说差不多。不过读完小说，望闻问切之后，得把病历迅速记下来。我倒是想学欧阳询，可是耗不起时间，就算真花10分钟写了正楷病历，估计后面等着看病的群众也不答应，人家还指望中午取药回家吃午饭呐。就算患者答应了，下午出诊的大夫来了，我也不能赖在诊室不腾位置吧。

医院体贴我们的难处，开展了电子化病历。我自认是打字高手，可是依旧不如一通狂草来得方便。所以，在可预见的未来，狂草仍然是医院的主要字体。

事实上，外国医生也在长期的"进化"过程中，自发地选择了狂草作为官方字体。据美国国家科学院医学研究所的报告，每年全美处方错误的重要原因就是医生们诡异的字迹。我在美国实验室手写完第一份实验记录的时候，就被慧眼识英雄的同僚看出来了："你是医生吧？"由于我的同僚对医生颇为崇拜，从此我就有了各种优待。

第二节 我为什么门诊的时候不喜欢聊天

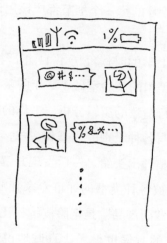

患者进到诊室，望闻问切四诊合参后，开处方，交代一番，再请下一位患者！这个程序周而复始。但是，在诊室内候诊的患者中总有一些"博闻强识"之士，不甘寂寞，不停地在耳朵边上说话。话题从国际形势到街道拆迁，十分丰富。老实说，我对这个时候、这个地点的闲聊没有一点好感，虽然我平时也非常健谈。

中医由于独特的历史原因，很多东西确实很难精确量化。但是我一直认为，很难并不意味着不能做点什么。看病是一个精细复杂的过程，每一个疾病有它内在的原因和外在的诱因，串联起每一个临床要素的内在病机一定是个完美的故事。针对疾病用药，既要从传统的中药药性上考虑，也要结合现代的药理学分析。药物的煎煮方法与药性和治疗目的密不可分。用药时机要考虑整体病情和个体的特殊性。总之，我相信中医诊疗的每一个细节都应该用认真严谨的方法分析对待。

很幸运，我上学的时候经历了 11 年严格的中医学院型训练。后来又在美国的实验室做了 2 年的基础研究，学会了如何针对现象进行精致的逻辑分析。工作的时候，起早贪黑不断查阅文献，写各种级别的标书和文章，懂得了怎么把脑子里混乱的思维整理出头绪，然后发现并解决其中的关键问题。当然答辩时被各种类型的评审专家狂贬的时候也很多，所以学医的一个"副产品"是把脸皮练得比较厚实，无论再怎么被贬，结束的时候也得无比真诚地说声谢谢，然后鞠个躬。

作为一个主业是临床、副业是科研的医生，我可以针对一个小小的症状翻阅上百篇国内外文献；针对临床中的问题，我能够开展临床和基础研究，深入分析一味中药，一个药对，一首方子的作用和功效，在此对为此牺牲的兔子、老鼠们说声谢谢。

言归正传，我在诊病时，需要在有限的时间内（一般是七八分钟），运用之前 20 多年积攒的全部技能，认真考虑收集到的全部临床信息，也就是患者的症状、体征、舌象、脉象，还得考虑地理因素、季节气候因素……抓住主要矛盾和矛盾的主要方面。然后，根据药性和药理特点选择药物，给予合适的剂量，搭配组方。我的方子一般不会超过 13 味药，也就是说，我得在第十三味药录入电脑之前，完成上面这一系列的思考。所以，如果在诊病的时候，尤其是开方子的时候听到一些无关紧要的闲聊，我确实会觉得很烦躁。因为我资质驽钝，被打扰以后，之前有的思路会想不起来，而且碍于情面，有的时候还得有一搭没一搭地回应几声，难免影响到诊病的思路。这种情况总让我对患者心存愧疚。

读者看到我上面的自白，可能有一部分喜欢在诊室聊天的人会嗤之以鼻。我不想为自己辩解，也不想冠以"我这是为你好"之类的理由，我只是想用我的知识为患者负责。

第三节　那些年，一起折磨过我的神患者

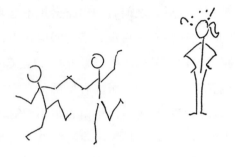

　　从医很多年，见过形形色色的患者，有很多让人无奈的经历，下面分享两个我的亲身经历。

　　1. 案例一

　　我：老奶奶，您头晕吗？

　　患者甲：是啊。

　　（好嘞，各种头晕相关的疾病在我脑海中飞速涌现，学过的知识派上用场咧，热血沸腾啊！）

　　我：老奶奶，您头晕多久了？

　　患者甲：我头晕很久了。

我：那大概多久了？

患者甲：我头晕很长时间了。

（出汗……）

我：很长时间是多久呢？

患者甲：有一段时间了。

（紧张，碰上打死也不说的老手啦，擦汗……）

我：那老奶奶，您能告诉我一个大概时间吗？3 年，5 年，10 年？

（这回该招了吧，暗自得意！）

患者甲：孩子，我记性不好，记不清楚啦，反正就是头晕啊。晕起来就没完没了地啊……

听到这儿，我也头晕！救命啊！！！

2. 案例二

我：阿姨，您怎么不舒服啊？

患者乙：我头晕。

（开始擦汗，看来今天运气不好啊，出诊前没看黄历是否不宜出诊。）

我（硬着头皮问）：阿姨，您头晕多久了？

患者乙：有 5 年了。

（世界真美好啊！各种头晕相关的疾病在我脑海中飞速涌现，学过的知识派上用场咧，再次热血沸腾啊！）

患者乙：我有颈椎病的。

（哇，有文化的患者啊，赞一个，医患配合良好的开端呀！）

我：阿姨，您头痛吗？

患者乙：我有脑梗死。

我：阿姨，您耳鸣吗？

患者乙：我有神经性耳鸣。

（好像哪里不对劲啊……）

我：阿姨，您心慌吗？

患者乙：我有室上性心动过速。

（开始出汗……）

我：阿姨，您平时累吗？

患者乙：我有气虚。

我：阿姨，您腰酸吗？

患者乙：我有肾阴虚，吃着六味地黄丸呢。

我（汗如雨下）：阿姨，您学贯中西，是来踢场子的吧。您先在我这个位置上坐着，且受我一拜哈。

第四节
看中医时的绝招之一：诊前必备七种武器

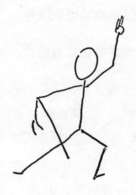

作为一个中医师，我一直认为，患者越主动地参与我的诊疗过程，那么治疗结果也越好。但是由于门诊时间有限，很多人又希望从数十年前的一次感冒给我讲自己的全部病史，难免出现不分主次的混乱情况。因此，陆续和大家分享一些我的诊疗体验和建议，以便于大家能够正确而积极地和我一起维护自己的健康。

1. 不要化妆

中医"望诊"对诊断非常重要，所谓"望而知之谓之神"，所以看病时一定要让中医师看到您的"本来面目"。由于我自己对化妆品的知识接近于零，所以建议患者在看病前不要擦胭脂、抹口红、画眼圈、涂指甲油，以免掩盖病情。我记得某男星来就诊，第一次是脸色晦暗乌黑，第二次是焦黄，第三次则是煞白的脸加上粉红的上眼睑，而且由于化妆高明，颜色自然，所以每次就诊都是对我之前全部中医知识的颠覆和重构，治疗效果当然也很诡异。

2. 不要吃容易染舌苔的食物或药物

牛奶、豆浆、花生等含脂肪多的食品容易使舌苔变得白腻；杨梅、乌梅、橄榄、甘草片等，容易使舌苔变黑；咖啡、橘子及维生素 B_2 等，可能使舌苔变黄；就诊前刚进食热饮，可使舌质变红。有的人由于路途远等原因，早起到医院候诊时吃东西是可以理解的，但是，一是尽量饭后漱口，二是告诉医师您刚吃了什么食物，以便医生能脑补一下您正常的舌苔颜色。

3. 不要使用气味浓烈的香水或护肤品

就诊前，不要进食气味浓烈的食物，如葱、蒜、柑橘、口香糖等。不要饮酒，更不要使用气味浓烈的护肤品、香水或香料。第一，我的鼻子比较娇气，怕被您熏一个跟头；第二，中医要闻诊，所谓"闻而知之谓之圣"，您味道太重，会影响我闻气味的准确性。

4. 不要剧烈运动

脉诊是中医诊病的重要手段，就诊前应保持心情平静，避免因情绪急躁和剧烈运动等因素影响脉诊。饱食、饮酒或刚运动完，则需休息一定时间，待脉搏平稳后再让医生诊脉。经常看见一上午在几个科室之间赶场的患者，我会让您在外头等一会，容我先看下一个患者，您同时也歇口气时，您要是非不愿意的话，那我诊脉的时候只能脑补您的脉象了。

5. 穿着方便

穿着容易穿脱的衣物，女性患者千万不要穿着连身衣物，以方便医生诊察。衣物尽量朴素大方，诊室不是 T 台，不进行服装走秀。另外，如果患者衣服太另类，会影响医生的注意力，我会多分点神去研究一下的。

6. 少戴配饰

尽量少佩带首饰，以免不利诊断，同时可以避免在进行各项检查时、穿戴过程中遗失。偷偷告诉您，我捡到过劳力士手表哦。另外，我诊脉时也经常看见有患者将好几串珠子手镯当护腕用的，没办法诊脉。

7. 慎用药膏

不要贴着药膏就诊，医生没有开天目，药膏下面有什么我看不见。另外，药膏味道都挺大，也会影响我闻诊的。

第五节
看中医时的绝招之二：诊中注意三大纪律

我们做好了诊前准备，见到医生该怎么办呢？

1. 讲清病情

讲清楚病情并不是需要您从遗传史讲起，而是按照医生的思路介绍自己的病情。那么医生有啥思路呢？一般来说，看门诊时，我开始会问这些问题：怎么不舒服？不舒服有多长时间了？来医院前是否做过处理？别的有什么健康信息？因此，您知道了医生将要提问的问题，就可以在就诊时简明扼要地介绍您的病情了，甚至可以提前适当准备，因为我知道很多人见到医生时还是比较紧张的。

我经常看见父母带着自己的成年子女来看病，子女一直低着头点手机，在整个就诊过程中一言不发，除了摸脉和看舌苔，其余的时候完全无视我的存在。他们走后我一般会去照一下镜子，第一确认我不是空气，第二审视一下自己的颜值是否低到他们不忍直视的程度。

还有几个家属陪一个患者来的，把诊室当成抢答竞赛现场，我的任何一个问题，都有几张嘴在同时回答，更可怕的是这些回答答案不一，我需要在 1 ～ 2 秒的时间内迅速做出采纳哪方意见的决定，然后开始下一个问题的抢答和判断。

所以患者还是尽量亲自回答医生的问题好一些，就像自己吃饭总比看着别人吃更痛快一些。如果确实有必要，可以由一位最熟悉患者病情的家属代答。

2. 及时发问

就诊时尽量找一位您觉得合眼缘的医师，当您没有听懂医生的话时，要立即发问，请医师用您理解的方式解释给您听。通常我一个门诊看 30 多位患者，匀到每个人身上的时间并不多。我会尽量把常见的情况讲清楚，您要是没听明白的话，及时提问，我非常愿意听到您的问题，并尽量给出合适的解答。

但是在我摸脉和开处方的时候请尽量别和我聊天，我正在往手上发功呢，您这时候说的话，我基本记不住。一些病情复杂的患者或者老年人，我建议就诊前把能想到的问题记在纸上，以免就诊时没有问清楚，回家后悔。

3. 不要"点菜"

有一些患者就诊时喜欢要求我开某项检查或者一些什么药。但医疗确实是个专业的活，您在其他途径抄的偏方，我还真不敢拍胸脯保证就对您的证，就算您不怕出事，我也得对疾病负责。况且，医生要遵守医院和医疗保险的相关规定，不能任由患者支配医疗行为。我想，医疗是一个需要专业信息的行业，您既然来了，就应该选择相信医院和医生。

但是，在医生开好处方前，患者应该告知医生目前正在服用的药物，不管西药、中药或保健品，过敏史或使自己不舒服的药物，以及目前是否正在接受其他的治疗，这对医生的决策非常有帮助。

第六节 看中医时的绝招之三：诊后坚持四项基本原则

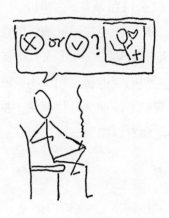

介绍了诊前准备及诊中注意事项，诊后我们该如何呢？

1. 吃自己的药

中医在诊治过程中，重视患者的个体差异，患病的原因、时间、地点不同，方药也会不同。而且中药在不同的配伍中有不同的用途，实现不同的治疗目的。因此，我开的每一剂药都是为您量身定做的。

有些患者玩 cosplay 上瘾，喜欢扮演医生要一要，经常把自己觉得不错的方子赠送给同事使用。可是我开方子的时候是照着您定做的装备，您给其他人使用，对他们的病情不仅不会有帮助，甚至还会适得其反。

2. 自觉忌口

所谓忌口就是服用某些药物时，不可吃一些特殊的食物。一般来说，凡属生冷或腥辣油腻的食物，在服药期间都应忌口。也尽量不要喝茶、咖啡或者饮料。

我总遇见一些患者诉苦。我说不能吃辣的，他就说没辣的吃不下饭；我说不能抽烟，他就说不抽烟难受。但是为了您的健康，一定要有自控力。

3. 注意调养

"三分治，七分养"，这句俗语估计大家都听说过。是药三分毒，所以我治病的时候一般是中病即止，病情恢复到八九分的时候就停药了，剩下的工作就交给您自己调养啦。具体怎么调养，我一般在最后一次就诊时交代清楚，关注我的微信公众号也会得到一些保养身体的办法。如果光指望吃药，不注意调养的话就达不到理想效果，就像游泳池一边开着进水管，一边开着放水管，问几分钟能把池子灌满，万一放水管比进水管粗呢？

4.合理寻找第二意见

如果遇到复杂病情时，可以找不同的医师，听听他们的意见，他山之石，可以攻玉。但是不要频繁更换医生，很多疾病的治疗需要一定时间，而频繁更换医生只会造成治疗的重复。我的经验是，一般的慢性疾病，如果治疗 1 个月后仍无明显效果，可以考虑另选医生，但一定要将以往的病历或处方保存好，以便让医生了解您的治疗情况。

总之，疾病的治疗是一个医患双方漫长的配合过程，不可一蹴而就。

第七节　笑话二则

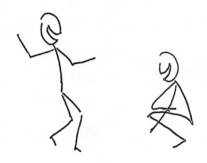

讲两个我自己的真实笑话，轻松一下。

1. 睡着了

我晚上通常睡得比较晚，早上起来得比较早，属于精力旺盛的那种。

有一天，大约确实睡得太晚，第二天早晨照样上班。诊脉的时候，我一般是双目微闭，做愁眉不展状，或若有所思状，或恍然大悟状，然后吧啦吧啦……。可是有一次诊脉时我却睡着了，是的，打了个小小的瞌睡，猛然惊醒的时候，发现仍在诊脉，赶紧缩回手，准备给患者解释一下。只见患者激动地说"你是我遇见的最认真诊脉的大夫了，以后就找你看病了！"听到患者这么说我也激动不已，连着好几天脑海中反复翻腾着，"人民，只有人民，才是创造世界历史的动力"。

2. 随便吃

患者中有大大咧咧的，也有谨小慎微的，所谓有人群的地方，就有左中右，确实是这么回事。

一次有一个中年妇女来就诊，具体什么病忘了，但是肯定不严重，开了张方子，让她回家慢慢吃。患者很仔细，从病因到煎药的火候都问了一遍才走。过了一会又回来问，吃药还要注意什么？由于她的病情不复杂，而且我正在给别人看病，就随口说了句："你回去想吃啥就吃啥吧。"结果中午在楼梯的拐角看见她一边痛哭一边打电话和亲友做告别呢。

第八节　也曾经当过天使

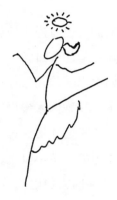

　　夏天天气闷热，即便换上了短袖工服，依然没有觉得松爽。新闻里经常有医生被砍死砍伤的消息，微信朋友圈也常被黑丝带刷屏，但是看看评论，除了医生给自己喊冤之外，也没有额外得到社会关注。

　　不过在2003年的时候，我还真结结实实地做了一回白衣天使，那时刚上班没几年，赶上SARS（非典型性肺炎）。我们被通知过完五一就不能住医院集体宿舍了，因为医院已经改成SARS定点医院，我们宿舍不幸在隔离区里面，人进不去，宿舍里的东西只能遗弃了。宿舍门口萎靡的保安被英姿飒爽的武警所取代，我当时还在武警大哥边上摆各种 pose 照相，可惜那时没有朋友圈，没法炫耀。

第一批医生入驻 SARS 病房的时候，我被分配在病房外边值守，不过这个"外边"和隔离病房并没多远，患者打喷嚏的飞沫据说就可以飞到。隔离区每天门窗紧闭，我虽然没穿隔离衣，但是口罩必须戴好几层，工作服必须是长袖的，十分闷热。

医院已经停诊，大部分员工放假，在岗的每天统一从外面订盒饭。那时刚开始工作，总觉得肚子里空空如也，李宗信主任非常体贴，每次订饭都多报一个人头，这样我可以吃两份鸡腿盒饭，现在想起他的宽厚慈祥，依然感激不尽。值得一提的是，当时一个女孩因为担心自己的男友得 SARS，竟然只戴了一层普通口罩，单枪匹马拿着 X 线片子跑到了我们这个人人敬而远之的医院以求确诊，佩服！

张文康辞职，吴仪接掌卫生部后，社会舆论被发动起来，各种抗击 SARS 的正面报道铺天盖地，我们经常会收到五花八门的捐赠，着实开了一回眼。印象最深的是有一波农民兄弟给我们送了不少自产的银杏，我用档案袋盛了一包，每天回家就用微波炉崩白果吃，却也十分受用，但是因为有小毒，所以不敢多吃。

以前一直觉得自己是一休转世，蓝精灵托生，厉害得不得了。但是面对这种大规模且压根不知道什么来头的病毒的时候，还真是有些心虚。不过生命所系、性命相托，既然吃了人民那么多银杏和鸡腿，干起活来也不敢不尽力。不断有治愈的患者出院，我们一直坚持到送走最后一个患者，之后医院关门改造，我们作为在 SARS 病房工作时间最长的一批医生也开始了隔离修养。我从医院正式收治 SARS 患者的第一天到最后结束，一天也没休息，后来给我补了 1 个月的休假，非常知足。从收到的捐赠品上我感受到了人民的厚爱，当时收到两件大汗衫，上面印着"同心协力，抗击非典"，现在我还穿着。

第九节 胡乱吃口饭

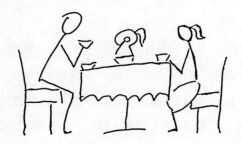

　　有一次中午出去开会，错过饭点，找了一家麦当劳餐厅，坐在里面细细体会可乐的冰爽、薯条的香脆和面包的清香，真希望这杯可乐永远也不要喝完，由此又想起一些大学时吃饭的零碎场景。

　　我对食物有一种天生的亲近，不过造化弄人，大学食堂的饭菜总是差强人意。印象最深的是有一年秋天到来年春天，食堂始终提供的是熬得发黑的青菜、土豆片和炒豆芽三种菜。青菜的颜色实在让人打不起食欲，加上里面经常会放一些烂乎乎的粉皮，实在难以下咽，土豆片既不削皮，也不剜掉出的芽，唯一的选择只有豆芽了。就这样我结结实实吃了四年豆芽，一直到第五年实习去了医院才算结束了这苦旅，之后见到豆芽就反胃，大学毕业后竟然没再吃过豆芽。

在学校吃斋修仙的过程中，我养成了一个每周四收集齐鲁晚报的习惯。这当然不是因为我特别关心时政要闻，而是齐鲁晚报周四有一个关于饮食的副刊。每当肚子实在没油水的时候，就可以把珍藏的报纸拿出来，像下馆子点菜一样，细细挑选几个中意的菜肴，大声朗诵一遍做法和点评，竟然能够麻痹肚子几个时辰。

上班之后，各种口味的饭菜多少吃了一些，但是印象最深的还是自助餐，我从心眼里感激自助餐的创始人。大约是因为在大学食堂受过刺激，所以和朋友一起吃自助，大家纷纷表示"饱了，吃不动了"的时候，只有我说："饱了，歇会再吃。"

最近几年，我慢慢地把"饮食有节"这样的道理学以致用，开始养生惜福了。每每坐在餐桌边上时，我竟然十分怀念大学读报纸充饥的时光。

第十节　雾霾之下，避无可避

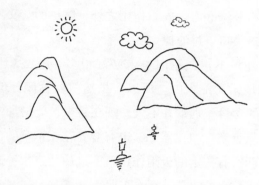

近些年，雾霾的阴影一直笼罩着北京。每当雾霾来袭，顺着窗户望出去，外面灰仄仄的一片，心里面就有烦闷无处发泄的感觉。

2013 年 5 月份有一周，前 6 天是雾霾，第 7 天雾霾虽然消散了，但是天空的背景色却没有显著改变，因为沙尘暴来了。当时这件事作为一个真实的笑话在朋友圈里四处散播。现在是冬天求风，春天求沙尘暴，否则只能继续浸泡在雾霾中了。

国庆节以后，雾霾就陆续袭击了天空，生活在这里的人们又不能逃离，只能寄望于做好防护，尽量将雾霾的危害降低。

雾霾来袭，首当其冲的就是要取消一切室外活动，因为运动时会加倍吸入雾霾。不过有些好汉是不信邪的，2014年还是 2015 年的北京马拉松比赛时，雾霾非常严重，但是我的朋友秦同学依然捧着一颗甘洒热血写春秋的心跑完了全程。当然这个兄弟事后咳嗽了半年多。如果一定要在室外活动的话，口罩是必备的。口罩的种类很多，不过普通的布口罩除了有装饰和心理安慰作用之外，防护的意义不大，可以直接把这类口罩过滤掉。

室外呆不得，室内也未必好很多。PM2.5 属于一种气溶胶，是无孔不入的。所以，虽然门窗紧闭，但是室内外PM2.5 的含量差别却并不大。现在看来，能增加室内安全系数的就只有空气净化器了。也有爱养花花草草的，有些植物的叶面确实有一定的吸附作用，不过像北京这种遮天蔽日的重度雾霾，绿植实在是杯水车薪。

相比较其他方面，吃最简便易行，所以是永恒的话题。如今，网上关于抗雾霾食品的话题非常多，上榜的食物自然也是五花八门，至于各种排毒解毒的秘法更是满天飞。雾霾中的细微颗粒物会直接进入肺部和血液，引起肺部和心脑血管疾病，而吃下去的食物却是进入消化道的，不可能直接把肺和血管里的有害物质排出来，所以针对雾霾的食疗排毒偏方并不可靠。不过，根据每个人的具体情况，适当服用一些药物倒是能增加免疫力，减少雾霾对身体的损害。

雾霾在未来可以预见还会继续存在，避无可避，使人心里越发烦闷。绿色出行，保护环境大概是我们自己目前所能做的。

第十一节 养生防病应该因地制宜

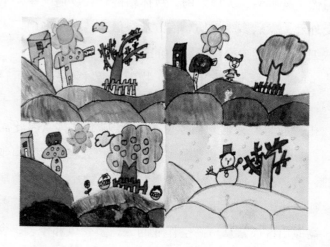

　　最近开会去上海，当火车开过山东时，已经是傍晚时分，可是天色却渐渐亮了起来，想起来原来终于穿过了雾霾区，便深深吸了口气。感谢祖国的幅员辽阔！

　　上海的饭菜比较精致，是我喜欢的口味。不过和生活习惯了的北方比较，终究有一丝遗憾。之前看到新加坡了凡油鸡饭的图片，实在是诧异了很久，这个和我的汤浓汁稠、鲜嫩爽滑的小鸡炖蘑菇根本不在一个数量级上嘛！看来我之所以没有获得米其林三星啥的，除了一向比较低调之外，很重要的原因大概是评委来自不同地域所致。

不同地域的人群，由于气候和地理环境的差异，形成了各地独特的民俗及生活方式。所以中医强调顾及环境差别，因地制宜进行养生防病。

中国历来以长江分南北。北方气候寒冷，干燥少雨，人们习惯大碗喝酒，大块吃肉，故体格健壮，皮糙肉厚，不易感受外邪，发病多为内伤。南方地势低洼，温热多雨，人们皮肤细嫩，腠理疏松，多易患痛疡或外感。

虽同属冬令，北方干冷属于物理攻击，装备好就可轻松防御，因此宜大补温热之品，如牛羊肉等；江南湿冷属于魔法攻击，而且缺乏暖气等装备，取暖基本靠抖，因此需要提高自身抗寒性，可以考虑多食用禽类和豆制品；华南则较温热，可选清淡甘温之品，如水禽、海鲜之类。沿河海居住者，往往体内湿邪较重，可以服用薏米、芡实等健脾燥湿之品。高原山区或常从事高空作业的人，多受风邪侵袭，食养应选甘润清宜之品，如冰糖银耳雪梨羹及果蔬之类以生津养液。

根据因地制宜的原则，充分考虑不同地域的水土气候等因素，才能真正进行个体化的养生防病。

第十二节　小鸡炖蘑菇

连着下了两场秋雨之后，温度倏地一下跌落下去。虽然并不比冬天冷，不过由于温度变化太快，所以每当进到北屋的时候，感觉肌肉瞬间就凝缩了一些尺寸。至于晚上钻进冰冷的被窝之前，更是需要先小小地下个决心。

在这种寒冷的情况下，唯一能令脑子继续转动的大概就是琢磨一些能温补脾胃的东西了。之前从朋友那收获了一些榛蘑，就开始张罗做小鸡炖蘑菇。小公鸡能温中益气、补精填髓、益五脏、补虚损；榛蘑是东北的特产，味甘性温，能祛风活络、强筋壮骨。小鸡与蘑菇相配，能够温脾和中、活血通络。另外，榛蘑具有降低胆固醇的作用，避免了肉类中饱和脂肪酸对身体的危害，能够有效地防止心脑血管疾病的发生。总之，小鸡与蘑菇是绝配！

超市中的各种土鸡、柴鸡、散养鸡之类的是不中吃的。它们除了长成鸡的形状之外，实在吃不出来其中的任何味道，至于松散的质地则更无任何口感可言。

头一天我从一个老主顾那里订了一只鸡，鸡送到后，斩块，用调料腌起来。周末，慢慢地用小火熬糖，看着冰糖从清冷的白色逐渐变成温柔的黄褐色，厨房里的寒气也像冰雪消融一样从身边慢慢退去。把腌好的鸡丢入锅中，"嗤啦"一声，空气瞬间爆裂开来，味道从空气的缝隙中喷薄而出。葱姜的香辣首先直刺大脑，然后是夹杂各种调料的鲜美肉香把搅动起来的脑海慢慢抚平。加入酱油、醋继续翻炒，鸡肉由暗红色逐渐变成土褐色，加入一勺白酒后，酒香迅速弥散开来，给小小的厨房增加了很多欢快的气氛。最后加水加蘑菇。以前买的蘑菇总有很多泥土在中间，冲洗三五遍，盆底依然有一层泥渣，所以一直以为泥土就是蘑菇的伴生物。现在竟然有这么整齐的蘑菇，只用水一冲就非常干净了，简直有如有神助的感觉。小火慢炖的时候，鸡油慢慢溶解，把蘑菇和鸡肉包裹起来，显示出剔透泛光的亮黄色。锅里虽然加了香辛料，不过来自山林蘑菇的清香和鸡肉的鲜醇，一点点地从锅盖的缝隙中飘散出来依然清晰可辨。打开锅盖收汁的时候，屋里的香味越发浓郁起来，听着锅里咕嘟咕嘟的声音，只能拼命闭住嘴唇，免得口水滴落下去。

小鸡炖蘑菇端上餐桌后，屋里热闹的气氛早已逼退了寒冷。渗透了调料味的一丝丝鸡肉被柔和地拧在骨架上，入到口中肥腴而爽嫩。浓浓的鸡汤，鲜美醇和，连着饱满滑韧的蘑菇一起被浇在米饭上面，只消闻一闻气味，已然神魂颠倒了。在这个季节里，实在想不出还有比这更美味的食物了。

第十三节　秋　凉

天气渐渐凉了下来，看着路上行走的各色帽子，我想起之前参加一个某星星主持的健康节目。星星戴着一个毛茸茸有两条飘带的帽子，问我感觉咋样。由于秉性仁厚，凡事对之以实，于是真诚地告诉她："像哈密蛊。"于是，全场瞬间寂静了，而我则接受了一次来自星星的死光照射。后来，我

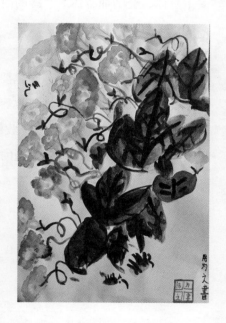

一直以为卢卡斯也是有类似的经历才使得星球大战能大获成功。

最近临床上看到一些患者，既有捂出病的，也有冻出病的。所以，帽子，戴或者不戴；秋裤，穿或者不穿，实在是to be or not to be 的问题。

　　一般来说，北方有"春捂秋冻"的习惯，这个当然有一定道理。因为华北和黄淮地区属于温带大陆性季风气候，所以秋天一般是"凉而不寒"。妈妈如果觉得你冷的话，过早地给你穿上厚衣服，身体得不到应有的锻炼，抗寒能力也会随之降低，就很难适应其后寒冷的冬季。所以适当地"冻"一下身体，会增加身体对寒冷的耐受力，有利于防病保健。

　　但"秋冻"是有一定限度的。暮秋时节，天气变化比较频繁，所谓"一场秋雨一场寒"。秋季早晚还是非常凉的，这时就应该及时添加衣服，睡觉要盖棉被，否则极易患上感冒，支气管炎、哮喘等慢性病也容易被诱发或加重病情。另外，这个季节人体血管会遇寒收缩，所谓"血遇寒则凝"，过于寒冷会导致一些心脑血管病的发生。

第十四节　闻香识女人

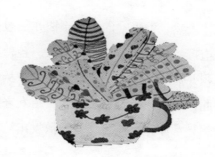

　　Linkdin 上收到 Eleonora 的消息，想起这个有个性的意大利姑娘。她在我对面的实验室工作，大约是和自己的实验室不和，每天早晨上班就端着各种材料跑到我们这边开始干活。Eleonora 来自佛罗伦萨，继承了当地手工业者特有的朴实又豪放的传统，所以她的假睫毛也比普通人的夸张一些，身上的香水更是能够在 5 千米外被任何有嗅觉的生物所定位。由于 Eleonora 的味道实在过于热情奔放，所以每次和她聊天时，我总是不由自主地想到一款叫做 "poison" 的香水广告。

　　女人要想装饰自己，除了锦衣华服、金簪银珠之外，很重要的手段大概就是异香扑鼻。喷洒香水当然是营造气氛的捷径，奢侈点的话可以像轻舞飞扬那样，来一阵香水雨。还有如薛宝钗般的，可以服食冷香丸之类的产品。不过这些方法皆入不了有天然体香的林黛玉的法眼，因此必然是得了冷笑："难道我也有什么罗汉真人给我些奇香不成？就是得了奇香，也没有亲哥哥、亲兄弟，弄了花儿、朵儿、霜儿、雪儿替我炮制。"

其实人体天然是香喷喷的，像小婴儿一般都带着一股奶香就是这个道理，不过随着年龄的增长，各种原因导致体内浊毒之气蓄积并蒸腾于肌表形成异常体味，从而遮盖了原有的体香。因此，对于广大有追求的饮食男女来说，通过合理的方法来去除异常体味，让身体自然散发出沁人心脾的味道是完全可能的。

1. 适当运动

每天选择空气新鲜而又避风的户外，适度运动，适度出汗，可以促进体内浊毒外排。这一方法实现的难点倒不在于运动是否能坚持，而是在北京怎么找到这种锻炼的地方，大家有空自己去买份地图研究一下吧。

2. 药膳调理

药茶：生山楂 12 克，陈皮 9 克，菊花 9 克，荷叶 6 克，桃花 2 克，每日泡水代茶饮。此方化湿养颜，常食可使人体散发出春菊香气，但是素体虚寒的人不宜使用此方。

药粥：取 6 月晨茉莉花，晒干研粉，每次取 3～6 克调红豆粥内服用，日久可使肌肤满溢茉莉花香。此方能理气活血、开胸解郁，对于情绪紧张、失眠多梦的人也有一定的疗效。

药散：冬瓜子 150 克，无花果 60 克，茯苓 60 克，白杨皮 60 克，共研细末，入瓷瓶，每餐饭后用白开水冲服 10 克。此方可使皮肤白皙红润，体蕴杏香。

调理期间，要注意常食新鲜水果和蔬菜，少吃辛辣、油腻及甜食，忌烟限酒。另外，还要每天定时排便，保持肠道清洁。

这些方法如果实在不好使，也不必着急。有钱的可以买香水，出门前喷点，实在急用，用花露水多喷两下，应该效果也不差，而且还能祛蚊，一举两得！

第十五节　来去匆匆中的自律

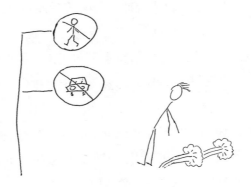

外表温文尔雅的中国人大概是世界上最匆忙的了。窗口前但凡缺乏足够监督的，断然看不见像样的排队。所有的脑袋都是同时出现在窗口前的，然后凭借语音的高低和语调的尖锐程度获得窗口的话语权，有的时候还会上演全武行。

医院没有滚梯，直梯每次都是从一楼塞足了人之后，再在电梯司机的指引下，让患者尽量均匀分布，再进来几个人后艰难地关门。等到了目的楼层，电梯开门，患者从电梯涌出扑向各个诊室的场景堪比登陆舰冲上诺曼底滩涂后，船舱打开瞬间的壮观景象。

寒假休息了一阵子，上班的时候很是忙乱了几天。这几天陆陆续续把积存的一些老患者看了，加上休假期间没有预约新患者，上班就比较轻松，中间竟然能有空闲喝上一次水。

按说患者不算很多，大家应该可以心平气和地看病了。可是，事实告诉我这个想法太自以为是了。最常见的情况是，患者甲看完病后出去，我正在给患者乙看病时，甲礼貌地敲敲门，不待我说话就闪到了诊桌边上，然后以"我就问一句"开头（我对这句话的理解是，"甭管你在干什么，都先听我的"），喋喋不休地问问题，全然不管我正在给别人看病及患者乙的感受。

人类很大的一个特点是选择性地遗忘或者美化自己的一些事情。比如，前几天经过小学门口，看见小孩在乱七八糟地出操，想起我们上小学的时候，好像都特阳光、特灿烂、特知书达理，于是像九斤老太般发了通感慨。后来回家看三十多年前的集体照片，才发现那时候大家普遍又黑又瘦且眼神呆滞，和自己想像中的形象相去甚远。相比之下，倒是现在的孩子唇红肤白，能说会蹦，远比我们那时候可爱得多。

真实的自己往往和想像中的自己相去甚远。不过，见贤思齐，见不贤能内自省就很好了。从明天起，步行过马路的时候，即便没有车，也不去闯红灯，这算是我自律的第一步了。

第十六节　愿求朱草化金丹

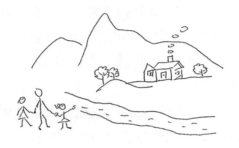

　　每逢年底，总要为乱七八糟的事忙个人仰马翻，终于挨到开完年终总结会，小家伙开始放羊，我也可以吃顿饱饭、伸伸腰、喝杯茶、喘口气了。

　　申请微信公众号后很长一段时间，一直没有开始写什么，因为日常的医疗、教学、科研已经让我抵挡不住了。我每天的睡眠时间是从凌晨 1 点到 6 点，要不是隔三岔五偷偷"进补"一下，还真挺不住。虽然之前发过上百篇的论文，但是这些文章跨了专业的医生都未必看，倘若拿出来自然意义不大。

　　于是每天睁开眼睛做的事情依然是埋头看病，结果发现患者却是越看越多。因为到我手里的多是老年病或者神经退行性病，比如老年痴呆、帕金森、运动神经元病之类，老患者没治好，新患者却在不断增加。每天，承载了每个患者独特故事和满满希望的病历像小说一样厚，被小心翼翼地送到我面前，我十分感激患者的信任。但令人沮丧的是，目前这些病还没办法治愈。虽然我尽心竭力，但也只能延缓病情的进展，减轻相关症状，提高生活质量。当然，很多患者是十分宽容厚道的，每每症状有一点改善就十分感谢，但是这种感谢却令我愈发羞愧，因为已经损伤的神经元目前是无法修复的。

平心静气地想一想，以现在的医疗水平，真正能治愈的疾病有几个呢？所以，医生特鲁多的话"To Cure Sometimes, To Relieve Often, To Comfort Always（有时是治愈，常常是帮助，总是去安慰）"，虽穿越百年，却愈发显得振聋发聩。再回头看看《黄帝内经》中的经典论述："是故圣人不治已病治未病，不治已乱治未乱，此之谓也。夫病已成而后药之，乱已成而后治之，譬犹渴而穿井，斗而铸锥，不亦晚乎。"更加让我体会到预防重于治疗的道理。

说到预防，那中医是非常有特色和优势的。吃穿住行，神形气药，经过千年的发展，早已在中医理论指导下形成了一整套完备而有效的养生体系。于是从 2014 年开始，我利用业余时间不定期地到各个社区讲课，不过两年下来，发现效果并不理想。一方面是因为听众少，一次来二三十个老奶奶听课是常有的事，这样跑一下午宣传的受众面太小。另一方面，很多老年病的发生都是中青年期间打下的基础，而中青年每天上班忙得两头不见太阳，哪有时间去听课呢？

2016 年春节的时候，我想了想，就尝试着开始写一些健康养生的文章。这虽然不像临床用药治病那样，常常能收到解除了病痛患者的千恩万谢，但是提供一些正确的知识，依靠"从来就没有什么救世主，也不靠神仙皇帝。要创造人类的幸福，全靠我们自己"的信念和每个人持之以恒的力量去预防并战胜疾病，无疑是一件很令人热血的事情。

一年过去了，眼看着读者不断增加，回复也越来越多。很多人不断转发相关的文章，让健康养生的圈子越来越大。更开心的是，以前很多人觉得用 5000 块吃顿饭是天经地义，但是用 500 块换一年的养生保健就是岂有此理了，现在为自己和家人健康买单的观念越来越深入人心，这种对养生理念的认同使我看到了坚持的成效，也更加坚定了坚持做下去的信念和勇气。

"何用菊花浮玉醴，愿求朱草化金丹，一粒定长年"，真正的金丹必然是珍藏在我们自己的信念和理念中的。作为本书的结尾，祝我所有的读者朋友和家人幸福安康！